国家心血管病中心阜外-深圳继续教育学院
深圳市医师协会心血管内科专业委员会
深圳市医学重点学科（心血管内科）培训教材

肥厚型心肌病的诊断与治疗

（2024年）

- 编　者　颜红兵　顾　敏　郭文玉
- 审　阅　胡盛寿（中国工程院院士）

U0396101

华南理工大学出版社
SOUTH CHINA UNIVERSITY OF TECHNOLOGY PRESS
·广州·

图书在版编目（CIP）数据

肥厚型心肌病的诊断与治疗 . 2024 年 / 颜红兵，顾敏，郭文玉编 . -- 广州：华南理工大学出版社，2024. 11. -- ISBN 978-7-5623-7820-4

Ⅰ. R542.2

中国国家版本馆 CIP 数据核字第 2024P9R544 号

肥厚型心肌病的诊断与治疗（2024 年）

颜红兵　顾　敏　郭文玉　编

出 版 人：房俊东

出版发行：华南理工大学出版社

（广州五山华南理工大学 17 号楼，邮编 510640）

http://hg.cb.scut.edu.cn　E-mail: scutc13@scut.edu.cn

营销部电话：020-87113487 87111048（传真）

策划编辑：肖　颖　庄　严

责任编辑：肖　颖

责任校对：梁樱雯

印 刷 者：广州一龙印刷有限公司

开　　本：787 mm×1092 mm　1/16　印张：10.75　字数：200 千

版　　次：2024 年 11 月第 1 版　印次：2024 年 11 月第 1 次印刷

定　　价：88.00 元

《肥厚型心肌病的诊断与治疗（2024 年）》的编写与出版得到了下列项目 / 团队的支持，在此表示衷心感谢。

★ 广东省引进创新创业团队珠江人才计划项目——生命体外支持技术的研发及临床推广应用团队

★ 深圳市医学重点学科（2020—2024 年）立项：心血管内科（SZXK001）

★ 深圳市重大疾病（冠心病）防治中心

序　言

我们曾编辑出版《肥厚型心肌病的诊断与治疗（2021 年）》[①]，受到了同行的广泛好评。

过去 3 年，肥厚型心肌病（hypertrophic cardiomyopathy，HCM）的诊疗领域取得了许多重要进展。为了反映这些进展并指导临床实践，我们根据最新指南[②]，又编辑出版了《肥厚型心肌病的诊断与治疗（2024 年）》一书。

本书共分 9 章，涵盖了 HCM 的定义、病因、临床过程和自然史，HCM 的病理生理学，关于 HCM 治疗共同决策的建议，关于多学科团队的建议，HCM 的诊断、初次评估和随访，对 HCM 患者发生心脏性猝死的风险评估和预防，HCM 患者的治疗，对 HCM 患者生活方式方面的建议，以及目前 HCM 诊疗面临的问题和未来的研究方向。本书归纳起来共有 16 个要点：① HCM 患者需要参与制定治疗方案。多学科中心有助于更快、更准确地诊断 HCM，完成患者基因检测，帮助医生制定治疗方案。②所有 HCM 患者均应接受全面的体检、病史调查和三代家族史评估，以及相关的全身或心外症状评估，以排除 HCM 拟表型（Danon 病、Fabry 病和 RASopathies）以及心脏肥大的其他原因，包括高血压、肾病、瓣膜疾病和浸润性疾病等。③所有 HCM 患者均应接受超声心动图检查进行初次

---

① 颜红兵，郭文玉，徐验. 肥厚型心肌病的诊断与治疗（2021 年）. 广州：华南理工大学出版社，2021.

② Ommen SR, Ho CY, Asif IM,et al. 2024 AHA/ACC/AMSSM/HRS/PACES/SCMR Guideline for the Management of Hypertrophic Cardiomyopathy: A Report of the American Heart Association/ American College of Cardiology Joint Committee on Clinical Practice Guidelines. Circulation. 2024 May 8. doi: 10.1161/CIR.0000000000001250. Epub ahead of print. PMID: 38718139.

评估。如果患者临床状态发生变化，则应每 1～2 年或更早重新对其进行评估。如果患者静息压差 <50 mmHg，则要对其进行运动激发试验（如 Valsalva）。如果未发现压差异常，则应对患者进行负荷超声心动图检查评估。④对于 HCM 患者家庭成员的评估，要首先应用普通超声心动图进行评估筛查。如果临床状态发生变化，则应每 1～2 年对儿童患者进行一次评估，每 3～5 年对成人患者进行一次评估。⑤如果超声心动图检查不能帮助诊断 HCM 和制定室间隔切除术方案，可考虑进行心脏磁共振成像评估。心脏磁共振成像可以帮助排除浸润性疾病和运动员的心脏生理特殊性因素，并在临床评估后不能明确是否需要应用植入式心律转复除颤器（implantable cardiac defibrillator，ICD）时，更好地进行心脏性猝死风险分层，以确定是否需要植入心律转复除颤器。⑥对于所有 HCM 患者，首先应进行 12 导联心电图检查，并每年进行一次随访，且进行 24～48 小时的动态心电图监测以进行心脏性猝死风险分层。对于有心悸症状的 HCM 患者或心房颤动（房颤）高危 HCM 患者，要考虑延长心电图监测时间。⑦对于有症状的 HCM 患者，如果无法准确评估左心室流出道梗阻的位置和严重程度，建议进行心导管有创血流动力学评估。同样，应在实施室间隔切除术之前进行冠状动脉造影，评估心绞痛症状。⑧对于 HCM 患者，要进行遗传学方面的评估，充分评估基因检测的风险和益处。HCM 基因检测应该包括 HCM 表型基因检测。只有在先证者中发现致病性变异时，才应将检测级联基因扩展至直系亲属。医院或相关机构应向患者及其家属提供孕前和产前遗传咨询。⑨ HCM 基因型阳性但表型基因阴性的患者家族成员可以参加竞技体育。这些家族成员不需要应用 ICD 进行一级预防，且可以参加体育运动。⑩对于青少年和成年 HCM 患者，应每 1～2 年进行一次心脏性猝死风险分层，包括评估心脏骤停或室性心律失常的个人病史，致心律失常性晕厥、早发性室性心动过速的家族史，左心室厚度，以及有无左心室心尖室壁瘤和非持续性室性心动过速。既往发生过室性心动过速或心脏骤停的 HCM 患者，需应用 ICD。⑪对于有症状的梗阻性 HCM 患者，无血管扩张作用的 β 受体阻滞剂是一线

治疗药物。如果患者对这些药物不耐受或药物对患者无效，应考虑使用非二氢吡啶类钙通道阻滞剂（地尔硫卓／维拉帕米），但维拉帕米禁用于存在低血压和静息时流出道压差 >100 mmHg 的患者。对于 HCM 患者，不应同时使用 β 受体阻滞剂和钙通道阻滞剂进行联合治疗。如果两种药物在试用后患者均仍出现持续症状，应考虑加用肌球蛋白抑制剂、丙吡胺或行室间隔切除术。⑫ HCM 患者必须在专科中心接受室间隔切除术治疗。如果患者存在需要手术治疗的相关心脏病（如二尖瓣畸形），应对其实施心肌切除术。如果存在手术禁忌，可以考虑酒精间隔消融治疗。⑬对于左心室射血分数 <50% 的 HCM 患者，应进行标准指南指导下的药物治疗，停用肌球蛋白抑制剂并评估射血分数降低的心衰患者的其他病因，如冠状动脉疾病。对于非梗阻性 HCM 患者、晚期心衰患者或难治性心律失常患者，应考虑心脏移植。⑭对于持续时间超过 24 小时的临床房颤或亚临床房颤 HCM 患者，无论 CHA_2DS_2-VASc 评分如何，均应对其进行全身抗凝治疗，以直接作用口服抗凝剂作为一线药物，以维生素 K 拮抗剂作为二线药物。⑮应鼓励 HCM 患者参加轻度、中等强度的娱乐活动和锻炼，患有 HCM 的运动员亦是如此，不应无差别地限制 HCM 患者参与竞技运动。⑯对于服用 β 受体阻滞剂的 HCM 妊娠期患者，要监测其心律失常的相关症状。建议此类患者采用阴道分娩，心脏科医生应与产科医生共同讨论相关决策。玛伐凯泰（Mavacamten）有致畸作用，不应对此类患者使用。

　　本书旨在为 HCM 患者的诊断和治疗提供最新的循证建议。这些建议反映了相关领域的最新进展，包括新的药物治疗（如使用心肌肌球蛋白抑制剂），患者参与激烈的娱乐活动和竞技体育的相关研究，以及心脏性猝死的风险分层。本书还强调了仔细确定 HCM 患者家族史和围绕基因筛查进行讨论的重要性；强调了多学科中心的作用，虽然一般心脏科医生团队可以完成评估、治疗和进一步治疗的工作，但 HCM 专科中心对优化患者的治疗方案更为重要。本书还提供了处理 HCM 患者持续性或阵发性房颤的治疗建议，这些患者的卒中风险相对较大。由于 HCM 患者对快速房颤的耐受性通常较差，维持其窦性心律和进行心率控制是关键的治疗目标。本书也提供了几项适用于儿童 HCM 患者的治疗建议，强调了心脏性猝死的特殊儿科风险分层的必要性。相关风险计算对于儿童和青少年 HCM 患者、HCM 儿科专家也非常重要。另外，本书提供了运动负荷评估的建议，并将儿童 HCM 患者包括在内，以帮助患者提高功能能力并提供预后反馈。

颜红兵　顾　敏　郭文玉
2024 年 11 月

目 录

第 1 章

HCM 的定义、病因、临床过程和自然史

1 患病率

肥厚型心肌病（hypertrophic cardiomyopathy，HCM）是一种常见的遗传性心脏病，其患病率取决于统计时是否纳入亚临床或典型的临床病例，年龄是独立的影响因素，且可能存在人种或种族差异[1]。据报道，美国年轻成人中不明原因无症状心肌肥厚的患病率为 1 ： 500[2]。美国成人中有症状的心室肥厚的患病率估计小于 1 ： 3000，然而，普通人群的真实患病率比这些报道出来的数值要高得多[3]。HCM 通常以常染色体显性模式遗传，患者也可能无 HCM 家族史。HCM 的性别分布大体相当，女性患者少于男性。据报道，不同种族和民族的患病率也不同。目前尚不清楚这种差异是否该归因于社会差异导致的较少确诊数量，如患者获得医疗保健的结构性不平等导致诊断和认识存在差异。与白人相比，黑人（8.3%，205 例）患者得到诊断时的平均年龄更小（40 岁 ： 45.5 岁），更多表现为症状性心力衰竭（心衰），并且很少接受基因检测[4]。因此，需要对不同样本进行流行病学研究，以更好地了解 HCM 患病的遗传和社会因素之间的相互关系。

参考文献

[1] Burns J, Jean-Pierre P. Disparities in the diagnosis of hypertrophic obstructive cardiomyopathy: a narrative review of current literature. Cardiol Res Pract.

2018(2018):3750879.

[2] Semsarian C, Ingles J, Maron MS, et al. New perspectives on the prevalence of hypertrophic cardiomyopathy. J Am Coll Cardiol. 2015(65):1249−1254.

[3] Maron MS, Hellawell JL, Lucove JC, et al. Occurrence of clinically diagnosed hypertrophic cardiomyopathy in the United States. Am J Cardiol. 2016(117):1651−1654.

[4] Eberly LA, Day SM, Ashley EA, et al. Association of race with disease expression and clinical outcomes among patients with hypertrophic cardiomyopathy. JAMA Cardiol. 2020(5):83−91.

2 命名和鉴别诊断

自从 60 多年前临床首次描述 HCM 以来，已经有多种名称用于描述这种疾病，比如特发性主动脉瓣下狭窄型左心室肥厚和肥厚型梗阻性心肌病。由于左心室流出道梗阻并不总是存在，所以编者推荐使用术语"肥厚型心肌病"（hypertrophic cardiomyopathy，HCM）（伴或不伴流出道梗阻）。

某些地区使用 HCM 描述与全身性疾病或继发性原因相关的左心室肥厚，这可能会导致定义混乱。全身性疾病包括各种代谢和多器官综合征，如 RASopathies（RAS/MAPK，通路信号分子的编码基因变异引发的一类先天性遗传综合征）、线粒体肌病、儿童糖原 / 溶酶体贮积病和成人 Fabry 病（一种罕见的 X 连锁遗传溶酶体贮积病）、淀粉样变性、结节病、血色病和 Danon 病（一种罕见的 X 连锁显性溶酶体糖原贮积病）等。虽然这些疾病中的左心室室壁厚度和分布可能与肌节基因变异引发的特发性 HCM 相似，但两者导致心肌肥厚的病理生理机制、自然病程和治疗策略并不相同[1-5]。鉴于此，本书将不涉及其他能够产生左心室肥厚的心脏疾病或全身性疾病。

此外，临床中还可能出现其他的诊断挑战，包括引发继发性左心室肥厚的疾病，其原因可能与 HCM 在表型上重叠，包括继发于运动训练的重塑（即"运动员心脏"）以及与长期系统性高血压相关的形态学变化（即高血压性心肌病）。同样，由左心室流出道自身阻塞性病变（瓣膜或瓣下狭窄）引起的血流动力学障碍、左心室心尖梗死或应激性心肌病后出现的心室梗阻都可能导致诊断困难[6,7]。虽然在这些情形下不能明确诊断 HCM，但许多临床标志物和检测策略可用于区分 HCM 和生理性左心室肥厚。

参考文献

[1] Maron BJ, Desai MY, Nishimura RA, et al. Diagnosis and evaluation of hypertrophic cardiomyopathy: JACC state-of-the-art review. J Am Coll Cardiol. 2022(79):372-389.

[2] Maron BJ, Ommen SR, Semsarian C, et al. Hypertrophic cardiomyopathy: present and future, with translation into contemporary cardiovascular medicine. J Am Coll Cardiol. 2014(64):83-99.

[3] Maron BJ. Clinical course and management of hypertrophic cardiomyopathy. N Engl J Med. 2018(379):655-668.

[4] Maron BJ, Rowin EJ, Casey SA, et al. How hypertrophic cardiomyopathy became a contemporary treatable genetic disease with low mortality: shaped by 50 years of clinical research and practice. JAMA Cardiol. 2016(1):98−105.

[5] Maron BJ, Rowin EJ, Casey SA, et al. Hypertrophic cardiomyopathy in adulthood associated with low cardiovascular mortality with contemporary management strategies. J Am Coll Cardiol. 2015(65):1915−1928.

[6] Keegan MT, Sinak LJ, Nichols DA, et al. Dynamic left ventricular outflow tract obstruction in acute coronary syndromes. Mayo Clin Proc. 2000(75):216−217.

[7] Sherrid MV, Riedy K, Rosenzweig B, et al. Distinctive hypertrophic cardiomyopathy anatomy and obstructive physiology in patients admitted with Takotsubo Syndrome. Am J Cardiol. 2020(125):1700−1709.

3 定义、临床诊断和表型

HCM 的临床定义为形态学表达，是仅局限于心脏的一种疾病状态。它的主要特征是在没有其他心脏性、系统性或代谢性疾病的情况下出现左心室肥厚，在特定患者中会出现明显的心肌肥厚，并且确定为心肌肌节（或心肌肌节相关）变异致病，目前其遗传病因仍未明确[1-4]。

临床中，可通过医学影像诊断成年患者的 HCM，二维超声心动图检查或心脏磁共振显示成人左心室部位的最大舒张末期时的室壁厚度 ≥ 15 mm，并且没有其他导致心肌肥厚的因素，即可确诊。HCM 患者的家族成员或结合基因检测阳性时，左心室心肌肥厚达 13 ~ 14 mm，其诊断也成立。

儿童的诊断标准比较复杂，要校正其体型和生长情况。传统上，其诊断标准是大于均值 2 个标准差以上的 z 积分（经体表面积校正）。此标准的界限值明显低于成人标准的 15 mm 绝对值。作为参考，15 mm 的 z 积分比成人平均值高出接近 6 个标准差。因此，对 HCM 儿童患者的诊断应考虑筛查环境和疾病预检概率，$z > 2.5$ 的界限值适用于无家族史且无症状儿童的 HCM 早期诊断，而对于有明确家族史或基因检测阳性的儿童，$z > 2$ 的界限值就足以进行早期诊断。携带肌节变异致病基因并且初步筛选时既往无左心室肥厚（即基因型阳性 / 初期表型阴性）的家族年轻成员，在 HCM 表型初始阶段很容易确诊。同时，要注意以下情况：基因状态异常的个体在病发后可能左心室壁厚度正常或轻度增加。如果此类个体无心室壁增厚情况出现，则应将其视为尚无 HCM 的临床诊断依据，但属于后续发病的高危人群。

在 HCM 患者中，几乎都可以观察到各种形态和分布不均的左心室壁增厚，左心室肥厚最常见的部位可延续到游离前壁的前间隔基底段。部分患者可能是局限性和局灶性肥厚，仅局限于 1 ~ 2 个左心室节段，但左心室质量正常。虽然在 HCM 患者中常见二尖瓣收缩期前向运动和左心室收缩功能增强，但此不作为其临床诊断的依据。其他的一些形态学异常，包括乳头肌肥大和心尖移位、心肌隐窝、乳头肌异常插入二尖瓣前叶（无腱索）、二尖瓣瓣叶延长、心肌桥和右心室肥大等，也不能作为 HCM 的诊断依据，但这些可能是疾病表型的部分表现。

参考文献

[1] Geske JB, Ommen SR, Gersh BJ. Hypertrophic cardiomyopathy: clinical update. J Am Coll Cardiol HF. 2018(6):364−375.

[2] Marian AJ, Braunwald E. Hypertrophic cardiomyopathy: genetics, pathogenesis, clinical manifestations, diagnosis, and therapy. Circ Res. 2017(121):749−770.

[3] Maron BJ, Ommen SR, Semsarian C, et al. Hypertrophic cardiomyopathy: present and future, with translation into contemporary cardiovascular medicine. J Am Coll Cardiol. 2014(64):83−99.

[4] Maron BJ. Clinical course and management of hypertrophic cardiomyopathy. N Engl J Med. 2018(379):655−668.

4 病因学

20 世纪 90 年代早期，HCM 家系 DNA 测序结果表明，通过超声心动图检查评估、心电图异常和查体等诊断的左心室肥厚患者常伴有编码肌节蛋白的基因损伤性变异（或共同遗传）。因此，将 HCM 视为一种单基因心脏病，有利于根据基因底物将一种临床异质性疾病整合为一种单一疾病[1]。

目前，编码心脏肌节（或肌节相关结构）蛋白的 8 个或更多基因中的 1 个变异，会引起左心室肥厚（HCM 诊断的必要条件）。30%~60% 的 HCM 患者存在致病性遗传变异。目前有相当大比例的 HCM 患者无任何遗传病因的证据，其中包括一个亚组（在一项研究中，患者比例高达 40%）无其他受累的家族成员（即"非家族性 HCM"）[2]。部分观察结果表明，其他新的病理生理学机制可能是这些受影响的 HCM 患者表型表达的原因或影响因素。尽管 HCM 在某些情况下似乎是一种单基因疾病，但常见的遗传变异也是疾病外显率的遗传修饰因子，并与左心室肥厚和 HCM 的风险相关，这表明了单基因和多基因的易感性[3]。

在患有 HCM 和携带肌节变异致病基因的患者中，两种最常见的基因是 β 肌球蛋白重链 7（MYH 7）和肌球蛋白结合蛋白 C3（MYBPC 3），见于大多数变异阳性患者，而其他基因（TNNI 3、TNNT 2、TPM 1、MYL 2、MYL 3、ACTC 1）见于小部分患者（1% ～ 5%）。在这些基因中，大多数罕见变异是家族性的。受影响的家族成员其每个后代都有 50% 可能遗传该变异[4]。尽管在具有致病性变异的家族成员中出现临床 HCM 的可能性很高，但具体出现疾病表现的年龄以及表现程度因人而异。

肌节变异导致临床表型的确切机制尚未完全明确。肌节基因的改变引发心肌变化，导致心室肥厚和纤维化，最终导致心室变小和僵硬，尽管左心室射血分数保留，但患者心脏收缩和舒张功能受损。同样，异常肌节蛋白可能不是 HCM 患者所有临床特征的唯一原因。不同的疾病特征，包括引起小血管缺血的异常壁内冠状动脉、延长的二尖瓣小叶和瓣膜下结构的先天性异常，都是 HCM 表型的组成部分，可能与肌节变异没有直接的联系。

参考文献

[1] Burke MA, Cook SA, Seidman JG, et al. Clinical and mechanistic insights into the genetics of cardiomyopathy. J Am Coll Cardiol. 2016(68):2871−2886.

[2] Ingles J, Burns C, Bagnall RD, et al. Nonfamilial hypertrophic cardiomyopathy: prevalence, natural history, and clinical implications. Circ Cardiovasc Genet. 2017(10):e001620.

[3] Tadros R, Francis C, Xu X, et al. Shared genetic pathways contribute to risk of hypertrophic and dilated cardiomyopathies with opposite directions of effect. Nat Genet. 2021(53):128−134.

[4] Ho CY, Day SM, Ashley EA, et al. Genotype and lifetime burden of disease in hypertrophic cardiomyopathy: insights from the Sarcomeric Human Cardiomyopathy Registry (SHaRE). Circulation. 2018(138):1387−1398.

5　自然史和临床过程

　　尽管大多数无限制性症状或无需治疗的 HCM 患者的正常预期寿命不受影响，但有些患者可能会因 HCM 发生严重后果。越来越多的研究显示，临床确诊的 60 岁以上的 HCM 患者因病致残的可能性较低。然而，一项多中心登记报告表明，在有致病性肌节基因变异的患者（包括儿童）中，HCM 引起的不良事件（如死亡、心衰、卒中、室性心律失常和房颤）的终身风险可能增加[1]。

　　在转诊的 HCM 患者中，许多患者可能发生以下不良事件：①猝死；②因左心室流出道梗阻或舒张功能障碍导致心功能不全；③心脏收缩功能障碍；④房颤合并血栓栓塞性卒中。尽管如此，有关 HCM 患者相对长期后果的研究表明，对于有患病风险或患有相关并发症的 HCM 患者，可应用现代治疗手段和干预措施降低其死亡率[2,3]。降低死亡率的主要治疗措施基于几种主要无创风险标志物的心脏猝死风险分层策略的演变而实施，这些标志物可识别猝死风险高的 HCM 成年患者，有助于患者应用植入式心律转复除颤器（implantable cardioverter defibrillator, ICD）。随着 HCM 患者猝死率的下降，目前其防治重点要转移到心衰和房颤并发症上，因为这些是发病和死亡的主要原因，也是成人 HCM 患者最迫切的治疗需求。HCM 患者发生不良事件的风险（尤其是心衰的风险），可能受遗传因素与环境因素（如肥胖、高血压、睡眠呼吸暂停和糖尿病等）复杂的相互作用的影响[4]。有心脏代谢风险因素（如肥胖、高血压、糖尿病和梗阻性睡眠呼吸暂停）的 HCM 患者非常普遍，这些患者的预后较差，因此，临床中需要重点消除这些传统风险因素。

参考文献

[1] Ho CY, Day SM, Ashley EA, et al. Genotype and lifetime burden of disease in hypertrophic cardiomyopathy: insights from the Sarcomeric Human Cardiomyopathy Registry (SHaRE). Circulation. 2018(138):1387-1398.

[2] Maron BJ, Rowin EJ, Casey SA, et al. How hypertrophic cardiomyopathy became a contemporary treatable genetic disease with low mortality: shaped by 50 years of clinical research and practice. JAMA Cardiol. 2016(1):98-105.

[3] Maron BJ. Clinical course and management of hypertrophic cardiomyopathy. N Engl J Med.

2018(379):655−668.

[4] Lopes LR, Losi MA, Sheikh N, et al. Association between common cardiovascular risk factors and clinical phenotype in patients with hypertrophic cardiomyopathy from the European Society of Cardiology (ESC) EURObservational Research Programme (EORP) Cardiomyopathy/Myocarditis Registry. Eur Heart J Qual Care Clin Outcomes. 2022(9):42−53.

第 2 章

病理生理学

　　HCM 的病理生理学包括左心室流出道动态性梗阻、二尖瓣反流、舒张功能障碍、心肌缺血、心律失常、代谢和能量异常以及自主神经功能障碍。对于某一具体的 HCM 患者，临床结果可能由以上一个因素主导，也可能是多个因素相互作用的结果。因此，治疗这些患者时需要对其进行全面的临床评估，并要考虑各个因素的相互影响。

1 左心室流出道梗阻

相当多的 HCM 患者存在静息性或激发性左心室流出道梗阻[1]，主要由二尖瓣的收缩期前向运动引起。如果患者左心室流出道峰值压差 ≥ 30 mmHg，则可断定其存在梗阻；而静息或激发压差 ≥ 50 mmHg 时，通常会引起相关症状。因此，如果标准治疗难以控制症状，则应考虑将药物治疗升级或进行有创治疗。

HCM 患者的左心室流出道梗阻呈动态变化，并对心室前负荷、后负荷和收缩力的变化敏感[2]。患者的压差会随着心率、血压、容量状态、活动、药物、食物和酒精摄入而变化[3,4]。如果在静息时观察到患者静息或激发压差 < 30 mmHg，可能需要对其进行激发试验，包括站立、做 Valsalva 呼吸动作或运动的同时对其听诊、实施超声心动图检查[5-9]。由于缺乏特异性，临床中通常不使用多巴酚丁胺判断患者是否发生左心室流出道梗阻和是否需要接受升级治疗[10]。

应确定患者梗阻的部位和特征。梗阻根据部位可分为：瓣膜性梗阻、左心室流出道动态性梗阻、瓣膜下固定结构或中心腔性梗阻，后者由肥大、异常乳头肌和（或）伴有收缩腔闭塞的高动力左心室功能所致。如果临床症状、评估和超声心动图检查结果不一致，则可利用有创评估以帮助评估是否出现左心室流出道梗阻[11]。

参 考 文 献

[1] Maron MS, Olivotto I, Zenovich AG, et al. Hypertrophic cardiomyopathy is predominantly a disease of left ventricular outflow tract obstruction. Circulation. 2006(114):2232–2239.

[2] Geske JB, Sorajja P, Ommen SR, et al. Variability of left ventricular outflow tract gradient during cardiac catheterization in patients with hypertrophic cardiomyopathy. J Am Coll Cardiol Intv. 2011(4):704–709.

[3] Adams JC, Bois JP, Masaki M, et al. Postprandial hemodynamics in hypertrophic cardiomyopathy. Echocardiography. 2015(32):1614–1620.

[4] Jain R, Osranek M, Jan MF, et al. Marked respiratory-related fluctuations in left ventricular outflow tract gradients in hypertrophic obstructive cardiomyopathy: an observational study. Eur Heart J Cardiovasc Imaging. 2018(19):1126–1133.

[5] Ayoub C, Geske JB, Larsen CM, et al. Comparison of Valsalva maneuver, amyl nitrite, and exercise echocardiography to demonstrate latent left ventricular outflow obstruction in hypertrophic cardiomyopathy. Am J Cardiol. 2017(120):2265–2271.

[6] Nistri S, Olivotto I, Maron MS, et al. Timing and significance of exercise-induced left ventricular outflow tract pressure gradients in hypertrophic cardiomyopathy. Am J Cardiol. 2010(106):1301-1306.

[7] Reant P, Dufour M, Peyrou J, et al. Upright treadmill vs. semi-supine bicycle exercise echocardiography to provoke obstruction in symptomatic hypertrophic cardiomyopathy: a pilot study. Eur Heart J Cardiovasc Imaging. 2018(19):31-38.

[8] Joshi S, Patel UK, Yao SS, et al. Standing and exercise Doppler echocardiography in obstructive hypertrophic cardiomyopathy: the range of gradients with upright activity. J Am Soc Echocardiogr. 2011(24):75-82.

[9] Feiner E, Arabadjian M, Winson G, et al. Post-prandial upright exercise echocardiography in hypertrophic cardiomyopathy. J Am Coll Cardiol. 2013(61):2487-2488.

[10] Pellikka PA, Oh JK, Bailey KR, et al. Dynamic intraventricular obstruction during dobutamine stress echocardiography. A new observation. Circulation. 1992(86):1429-1432.

[11] Elesber A, Nishimura RA, Rihal CS, et al. Utility of isoproterenol to provoke outflow tract gradients in patients with hypertrophic cardiomyopathy. Am J Cardiol. 2008(101):516-520.

2 舒张功能障碍

心室负荷改变伴随腔内高压、心室肥大和纤维化导致的左心室顺应性受损、能量改变、微血管缺血和细胞内钙再摄取导致的延迟失活，这些均可导致 HCM 舒张功能障碍[1-3]。此外，左心室壁厚度正常的肌节基因变异的年轻携带者的舒张功能受损，表明舒张异常可能是致病性肌节变异的早期表现[4]。对于某些患者，心肌僵硬度增加和严重肥厚会显著降低其心室腔大小和搏出量，并可能限制其生理功能。舒张功能障碍会导致患者运动能力下降和疾病预后不良，但不会导致左心室流出道梗阻[2,5,6]。这类患者需要接受有创评估，以确定运动能力下降或相关症状是否由舒张功能障碍引起。心室心肌舒张功能受损时，心室充盈可能更依赖心房收缩，这将导致部分患者对房颤或相似的心律失常的耐受性变差。

参考文献

[1] Paulus WJ, Lorell BH, Craig WE, et al. Comparison of the effects of nitroprusside and nifedipine on diastolic properties in patients with hypertrophic cardiomyopathy: altered left ventricular loading or improved muscle inactivation? J Am Coll Cardiol. 1983(2):879-886.

[2] Soullier C, Obert P, Doucende G, et al. Exercise response in hypertrophic cardiomyopathy: blunted left ventricular deformational and twisting reserve with altered systolic-diastolic coupling. Circ Cardiovasc Imaging. 2012(5):324-332.

[3] Villemain O, Correia M, Mousseaux E, et al. Myocardial stiffness evaluation using noninvasive shear wave imaging in healthy and hypertrophic cardiomyopathic adults. J Am Coll Cardiol Img. 2019(12):1135-1145.

[4] Ho CY, Carlsen C, Thune JJ, et al. Echocardiographic strain imaging to assess early and late consequences of sarcomere mutations in hypertrophic cardiomyopathy. Circ Cardiovasc Genet. 2009(2):314-321.

[5] Dass S, Cochlin LE, Suttie JJ, et al. Exacerbation of cardiac energetic impairment during exercise in hypertrophic cardiomyopathy: a potential mechanism for diastolic dysfunction. Eur Heart J. 2015(36):1547-1554.

[6] Desai MY, Bhonsale A, Patel P, et al. Exercise echocardiography in asymptomatic HCM: exercise capacity, and not LV outflow tract gradient predicts long-term outcomes. J Am Coll Cardiol Img. 2014(7):26-36.

3　二尖瓣反流

二尖瓣反流主要源于瓣叶异常，也可能继发于收缩期前向运动。无论病因是什么，均会导致症状加重。HCM 患者常见的二尖瓣异常主要包括瓣叶过长、乳头肌异常插入和乳头肌向前移位[1-3]。由于二尖瓣的前叶变形和受损的瓣叶接合，可根据二尖瓣反流的喷射特征判断患者病因，例如，由二尖瓣收缩期前向运动引起的二尖瓣反流通常发生在收缩中期至晚期，向后侧部传导[4]。然而，收缩中期及早期的反流也可能由二尖瓣收缩期前向运动引起。对于拟接受有创室间隔切除术的患者，需要仔细评估其二尖瓣状况，确定最佳的有创方法以及可能同时进行的二尖瓣介入治疗[5,6]。

影响左心室流出道梗阻严重程度的因素也可能影响二尖瓣反流的程度，因此，应分别在静息时和激发时对患者进行成像评估。此外，二尖瓣反流程度的变化可能是患者症状变化的基础。

参考文献

[1] Maron MS, Olivotto I, Harrigan C, et al. Mitral valve abnormalities identified by cardiovascular magnetic resonance represent a primary phenotypic expression of hypertrophic cardiomyopathy. Circulation. 2011(124):40−47.

[2] Groarke JD, Galazka PZ, Cirino AL, et al. Intrinsic mitral valve alterations in hypertrophic cardiomyopathy sarcomere mutation carriers. Eur Heart J Cardiovasc Imaging. 2018(19):1109−1116.

[3] Sherrid MV, Balaram S, Kim B, et al. The mitral valve in obstructive hypertrophic cardiomyopathy: a test in context. J Am Coll Cardiol. 2016(67):1846−1858.

[4] Hang D, Schaff HV, Nishimura RA, et al. Accuracy of jet direction on Doppler echocardiography in identifying the etiology of mitral regurgitation in obstructive hypertrophic cardiomyopathy. J Am Soc Echocardiogr. 2019(32):333−340.

[5] Hodges K, Rivas CG, Aguilera J, et al. Surgical management of left ventricular outflow tract obstruction in a specialized hypertrophic obstructive cardiomyopathy center. J Thorac Cardiovasc Surg. 2019(157):2289−2299.

[6] Hong JH, Schaff HV, Nishimura RA, et al. Mitral regurgitation in patients with hypertrophic obstructive cardiomyopathy: implications for concomitant valve procedures. J Am Coll Cardiol. 2016(68):1497−1504.

4 心肌缺血

由于心肌氧气供需之间存在潜在的不匹配性，HCM 患者容易发生心肌缺血，其常见表现包括心肌肥厚、微血管功能障碍伴冠状动脉血流储备受损以及壁内小动脉中层肥厚和密度降低 [1,2]。这些异常可能会因高动力性循环和高腔内压左心室流出道梗阻而加剧 [3,4]。即使患者没有心外膜冠状动脉狭窄的情况，也会出现冠状动脉血流储备受损，但是伴随严重冠状动脉粥样硬化会加剧心肌氧供需不匹配并导致预后较差 [5]。心尖部心肌缺血和损伤（伴或不伴心室中部梗阻）可能是导致左心室心尖室壁瘤的机制之一，这会增加心衰、卒中和室性心律失常的风险 [6,7]。心肌桥是一种先天性异常，被心肌覆盖的心肌桥会导致心外膜冠状动脉的收缩性压缩，这种压缩可能会持续到舒张期，可能会损害血流，导致部分患者出现心肌缺血 [8-12]。

参考文献

[1] Cannon RO, Rosing DR, Maron BJ, et al. Myocardial ischemia in patients with hypertrophic cardiomyopathy: contribution of inadequate vasodilator reserve and elevated left ventricular filling pressures. Circulation. 1985(71):234−243.

[2] Maron BJ, Wolfson JK, Epstein SE, et al. Intramural (small vessel) coronary artery disease in hypertrophic cardiomyopathy. J Am Coll Cardiol. 1986(8):545−557.

[3] Karamitsos TD, Dass S, Suttie J, et al. Blunted myocardial oxygenation response during vasodilator stress in patients with hypertrophic cardiomyopathy. J Am Coll Cardiol. 2013(61):1169−1176.

[4] Raphael CE, Cooper R, Parker KH, et al. Mechanisms of myocardial ischemia in hypertrophic cardiomyopathy: insights from wave intensity analysis and magnetic resonance. J Am Coll Cardiol. 2016(68):1651−1660.

[5] Sorajja P, Ommen SR, Nishimura RA, et al. Adverse prognosis of patients with hypertrophic cardiomyopathy who have epicardial coronary artery disease. Circulation. 2003(108):2342−2348.

[6] Rowin EJ, Maron BJ, Haas TS, et al. Hypertrophic cardiomyopathy with left ventricular apical aneurysm: implications for risk stratification and management. J Am Coll Cardiol. 2017(69):761−773.

[7] Binder J, Attenhofer Jost CH, Klarich KW, et al. Apical hypertrophic cardiomyopathy:

prevalence and correlates of apical outpouching. J Am Soc Echocardiogr. 2011(24):775−781.

[8] Hostiuc S, Rusu MC, Hostiuc M, et al. Cardiovascular consequences of myocardial bridging: a meta−analysis and meta−regression. Sci Rep. 2017(7):14644.

[9] Sharzehee M, Chang Y, Song JP, et al. Hemodynamic effects of myocardial bridging in patients with hypertrophic cardiomyopathy. Am J Physiol Heart Circ Physiol. 2019(317):H1282−H1291.

[10] Tian T, Wang YL, Wang JZ, et al. Myocardial bridging as a common phenotype of hypertrophic cardiomyopathy has no effect on prognosis. Am J Med Sci. 2014(347):429−433.

[11] Yetman AT, McCrindle BW, MacDonald C, et al. Myocardial bridging in children with hypertrophic cardiomyopathy a risk factor for sudden death. N Engl J Med. 1998(339):1201−1209.

[12] Zhai SS, Fan CM, An SY, et al. Clinical outcomes of myocardial bridging versus no myocardial bridging in patients with apical hypertrophic cardiomyopathy. Cardiology. 2018(139):161−168.

5　自主神经功能障碍

　　HCM 患者可能患有自主神经功能障碍，伴随心率恢复受损和血管扩张障碍[1-4]。目前尚不确定 HCM 合并自主神经功能障碍的患病率，但是有研究表明，约 25% 的患者在运动时存在血压异常[3-4]。尚不清楚这些发现是否可归因于单纯的自主神经功能障碍、左心室流出道梗阻或其他疾病。目前，对于 HCM 患者自主神经功能紊乱的评估或治疗尚无具体建议。

参 考 文 献

[1] Patel V, Critoph CH, Finlay MC, et al. Heart rate recovery in patients with hypertrophic cardiomyopathy. Am J Cardiol. 2014(113):1011-1017.

[2] Frenneaux MP, Counihan PJ, Caforio AL, et al. Abnormal blood pressure response during exercise in hypertrophic cardiomyopathy. Circulation. 1990(82):1995-2002.

[3] Sadoul N, Prasad K, Elliott PM, et al. Prospective prognostic assessment of blood pressure response during exercise in patients with hypertrophic cardiomyopathy. Circulation. 1997(96):2987-2991.

[4] Olivotto I, Maron BJ, Montereggi A, et al. Prognostic value of systemic blood pressure response during exercise in a community-based patient population with hypertrophic cardiomyopathy. J Am Coll Cardiol. 1999(33):2044-2051.

第 3 章

关于共同决策的建议

1 对共同决策的建议

对于 HCM 患者或存在 HCM 风险的患者，在制定医疗方案（包括但不限于有关基因评估、活动、生活方式和治疗选择的决定）时要采用共同决策策略，包括充分告知所有选择的风险、益处和预期结果，并让患者有机会表达其期望与担忧[1-5]。

建议分类：1 类；证据水平：B 级 − 非随机证据

2 建议的核心

共同决策是一种对话交流，允许患者、患者家属和医务人员共同充分讨论。这种方法可以增强临床决策的可靠性并改善治疗结果[6]。共同决策的讨论应成为患者、患者家属与其治疗团队之间的一种默认的互动。

3 建议的循证学证据

处理 HCM 的关键是要围绕基因检测、ICD 植入、缓解左心室流出道梗阻、参与竞争性或高强度运动的实际进行决策。这些讨论和决策可以帮助医生决定是否能将患者转送到更专业的 HCM 专科中心。

参考文献

[1] Agency for Healthcare Research and Quality. Strategy 6I: Shared Decisionmaking. The CAHPS Ambulatory Care Improvement Guide: Practical Strategies for Improving Patient Experience. 2017. https://www.ahrq.gov/cahps/quality−improvement/improvement−guide/6−strategies−for−improving/communication/strategy6i−shared−decisionmaking.html. Accessed April 29, 2020.

[2] Greenfield S, Kaplan SH, Ware JE, et al. Patients' participation in medical care: effects on blood sugar control and quality of life in diabetes. J Gen Intern Med. 1988(3):448−457.

[3] Greenfield S, Kaplan S, Ware JE. Expanding patient involvement in care. Effects on patient outcomes. Ann Intern Med. 1985(102):520−528.

[4] Kaplan SH, Greenfield S, Ware JE. Assessing the effects of physician−patient interactions on the outcomes of chronic disease. Med Care. 1989(27):S110−127.

[5] Guadagnoli E, Ward P. Patient participation in decision−making. Soc Sci Med. 1998(47):329−339.

[6] Legare F, Adekpedjou R, Stacey D, et al. Interventions for increasing the use of shared decision making by healthcare professionals. Cochrane Database Syst Rev. 2018(7):CD006732.

第 4 章

关于多学科团队的建议

1 对多学科团队的建议

（1）患者应在临床疗效良好的 HCM 专科中心接受室间隔切除术治疗（表 4-1 和表 4-2）[1-3]。

建议分类：1 类；证据水平：C 级 - 证据有限

（2）对于合并复杂相关疾病的 HCM 患者，咨询 HCM 专科中心或将其转诊至这些专科中心，会较为有利（表 4-1）[4-14]。

建议分类：2a 类；证据水平：C 级 - 证据有限

表 4-1 对两类 HCM 专科中心的能力要求

诊治能力	三甲医院	二级医院	转诊中心和医生[7]
诊断	具备	具备	具备
经胸心脏超声诊断和监测	具备	具备	具备
高端超声心动图检查成像评估左心室流出道梗阻	具备	具备	—
超声心动图检查导向室间隔心肌减容治疗	具备	取决于机构的能力	—
心脏磁共振诊断和风险分层	具备	具备	—
有创评估左心室流出道梗阻	具备	取决于机构的能力	取决于机构的能力
冠状动脉血管造影术	具备	具备	具备

诊治能力	三甲医院	二级医院	转诊中心和医生[7]
负荷试验诱发左心室流出道梗阻供心衰高级治疗和移植考虑	具备	具备	—
咨询和家族筛查（影像资料和遗传信息）	具备	具备	具备
基因测试和咨询	具备	具备	取决于机构的能力
评估心脏性猝死风险	具备	具备	具备
在成年患者中应用 ICD 决策（1 类和 2a 类建议）	具备	具备	具备
在成年患者中应用 ICD 决策（2b 类建议）	具备	—	—
植入 ICD（成人）	具备	具备	取决于机构的能力
给儿童和青少年患者及其父母植入 ICD	具备	取决于机构的能力	—
初始处理房颤和预防卒中	具备	具备	具备
房颤导管消融术	具备	具备	取决于机构的能力
射血分数降低心衰和射血分数保存心衰的初步处理	具备	具备	具备
心衰的高级治疗（如移植、心脏再同步治疗）	具备	取决于机构的能力	—
HCM 的药物治疗	具备	具备	—
症状性梗阻性 HCM 的有创治疗	具备	要保证质量	具备
职业咨询，以及参与竞争性或高强度运动以外的健康生活咨询	具备	具备	具备
参与竞争性或高强度运动的咨询	具备	—	—
HCM 女性患者妊娠期间管理	具备	取决于机构的能力	—
并发症的处理	具备	具备	具备

表 4-2　有创间隔心肌减容治疗目标

	心肌切除术	酒精间隔消融
30 天死亡率	≤ 1%	≤ 1%
30 天不良事件（填塞、左前降支夹层、感染和大出血）	≤ 5%	≤ 5%
30 天完全性心脏传导阻滞导致需要安装永久起搏器	≤ 5%	≤ 10%
1 年内二尖瓣置换术	≤ 5%	—
中度以上残余二尖瓣反流	≤ 5%	≤ 5%
再次手术率	≤ 3%	≤ 10%
症状改善（如 ≥ Ⅰ 级 NYHA 功能分级）	≥ 90%	≥ 90%
静息和激发左心室流出道压差 < 50 mmHg	≥ 90%	≥ 90%

2 建议的核心

　　临床实践中，HCM 相对少见，因而需要专业、复杂和新颖的临床处理模式，这就要求 HCM 临床治疗中心经验丰富，并且应具备诊断与治疗心脏瓣膜病的能力[5-7,15]。建立 HCM 中心的主要目标是优化面向 HCM 患者及其家属的治疗和咨询服务。HCM 患者治疗必然需要不同专业知识层次的医疗团队，包括在 HCM 中心以外的机构（单位）工作的心脏专科医生、在二级医院 HCM 中心工作且可提供大多数 HCM 专业服务的心脏科医生，以及在三甲医院 HCM 中心工作的心脏科医生（表 4-1）。医疗团队应做的包括但不限于提供已有的初始检查、监测路径和治疗方案，以及在患者病程变化时提供快速评估。

3 建议的循证学证据

（1）在经验有限和手术量少的医疗机构实施有创室间隔切除术以缓解左心室流出道梗阻，患者死亡率、并发症和二尖瓣置换率相对高[1-3,16,17]。因此，应当将适合进行有创室间隔切除术的梗阻性 HCM 患者转诊至 HCM 专科中心，以获得最佳手术效果。对实施有创室间隔切除术的不同 HCM 专科中心的要求和目标如表 4-1 和表 4-2 所示。如果某个中心只能实施一种有创室间隔切除术，则应充分告知患者还有其他的方法可供选择，以确保患者参与决策。

（2）鉴于 HCM 患者在临床心血管实践中的独特需求，与这种复杂疾病相关的评估和结果解读需要经过专业培训，做出处理决策也有较高的要求，因此可以将患者转诊到 HCM 专科中心或向其咨询[4-13]。对于那些需要专业知识进行评估和治疗的 HCM 患者，尤其要考虑转诊到综合性 HCM 中心。患者所需的治疗包括复杂的有创室间隔切除术[3,8,9]，用于室性和复杂房性快速心律失常的导管消融术[10,11]和先进的心衰治疗，以及移植[12,13]。此外，HCM 患者转诊至综合性 HCM 中心有助于相关复杂疾病的处理决策，包括但不限于遗传咨询、复杂的一级预防 ICD 决策，以及为提供其是否可参加娱乐体育活动的咨询[4]。

参考文献

[1] Kim LK, Swaminathan RV, Looser P, et al. Hospital volume outcomes after septal myectomy and alcohol septal ablation for treatment of obstructive hypertrophic cardiomyopathy: US nationwide inpatient database, 2003−2011. JAMA Cardiol. 2016(1):324−332.

[2] Panaich SS, Badheka AO, Chothani A, et al. Results of ventricular septal myectomy and hypertrophic cardiomyopathy (from Nationwide Inpatient Sample [1998−2010]). Am J Cardiol. 2014(114):1390−1395.

[3] Sorajja P, Ommen SR, Holmes DR, et al. Survival after alcohol septal ablation for obstructive hypertrophic cardiomyopathy. Circulation. 2012(126):2374−2380.

[4] Maron BJ, Nishimura RA, Maron MS. Shared decision−making in HCM. Nat Rev Cardiol. 2017(14):125−126.

[5] Chambers JB, Prendergast B, Iung B, et al. Standards defining a heart valve centre : ESC Working Group on Valvular Heart Disease and European Association for Cardiothoracic Surgery Viewpoint. Eur Heart J. 2017(38):2177−2183.

[6] Semsarian C, Ingles J, Maron MS, et al. New perspectives on the prevalence of hypertrophic cardiomyopathy. J Am Coll Cardiol. 2015(65):1249−1254.

[7] Maron BJ, Ommen SR, Semsarian C, et al. Hypertrophic cardiomyopathy: present and future, with translation into contemporary cardiovascular medicine. J Am Coll Cardiol. 2014(64):83−99.

[8] Ommen SR, Maron BJ, Olivotto I, et al. Long−term effects of surgical septal myectomy on survival in patients with obstructive hypertrophic cardiomyopathy. J Am Coll Cardiol. 2005(46):470−476.

[9] Desai MY, Bhonsale A, Smedira NG, et al. Predictors of long−term outcomes in symptomatic hypertrophic obstructive cardiomyopathy patients undergoing surgical relief of left ventricular outflow tract obstruction. Circulation. 2013(128):209−216.

[10] Lim KK, Maron BJ, Knight BP. Successful catheter ablation of hemodynamically unstable monomorphic ventricular tachycardia in a patient with hypertrophic cardiomyopathy and apical aneurysm. J Cardiovasc Electrophysiol. 2009(20):445−447.

[11] Dukkipati SR, d'Avila A, Soejima K, et al. Long−term outcomes of combined epicardial and endocardial ablation of monomorphic ventricular tachycardia related to hypertrophic cardiomyopathy. Circ Arrhythm Electrophysiol. 2011(4):185−194.

[12] Rowin EJ, Maron BJ, Abt P, et al. Impact of advanced therapies for improving survival to heart transplant in patients with hypertrophic cardiomyopathy. Am J Cardiol. 2018(121):986−996.

[13] Pasqualucci D, Fornaro A, Castelli G, et al. Clinical spectrum, therapeutic options, and outcome of advanced heart failure in hypertrophic cardiomyopathy. Circ Heart Fail. 2015(8):1014−1021.

[14] Garmany R, Bos JM, Ommen SR, et al. Clinical course of patients with hypertrophic cardiomyopathy away from tertiary referral care. ESC Heart Fail. 2023(10):1919−1927.

[15] Nishimura RA, O'Gara PT, Bavaria JE, et al. 2019 AATS/ACC/ASE/SCAI/STS expert consensus systems of care document: a proposal to optimize care for patients with valvular heart disease: a joint report of the American Association for Thoracic Surgery, American College of Cardiology, American Society of Echocardiography, Society for Cardiovascular Angiography and Interventions, and Society of Thoracic Surgeons. J Am Coll Cardiol. 2019(73):2609−2635.

[16] Polanco AR, D'Angelo A, Shea N, et al. Impact of septal myectomy volume on mitral−valve replacement rate in hypertrophic cardiomyopathy patients. Cardiology. 2020(145):161−167.

[17] Holst KA, Hanson KT, Ommen SR, et al. Septal myectomy in hypertrophic cardiomyopathy: national outcomes of concomitant mitral surgery. Mayo Clin Proc. 2019(94):66−73.

第 5 章

诊断、初次评估和随访

1 临床诊断

1.1 对临床诊断的建议

疑似 HCM 患者的初步诊断评估包括全面体检和采集完整的医疗就诊数据和三代家族史（表 5-1 和表 5-2）[1-6]。

建议分类：1 类；证据水平：B 级 – 非随机证据

表 5-1 HCM 表型患者的临床特征

典型发病年龄	系统特征	可能的病因	诊断方法
婴儿（0 ～ 12 月）和幼儿期	畸形、发育不良、代谢性酸中毒	母亲患有糖尿病、RASopathies、糖原累积病、其他代谢或线粒体疾病	遗传学评估 新生儿代谢筛查 特定代谢分析 基因测试
儿童早期	认知发育延迟或异常、视觉或听觉障碍	RASopathies、线粒体疾病	生化筛查 基因测试
学龄期和青春期	骨骼肌无力或运动障碍	Friedreich 共济失调、Danon 病、线粒体疾病	生化筛查 神经肌肉评估 基因测试
成人期	运动障碍、周围神经病、肾功能障碍	Anderson-Fabry 病、Friedreich 共济失调、浸润性疾病（如淀粉样变性）、糖原累积病	生化筛查 神经肌肉评估 基因测试

1.2　建议的核心

临床实践中，对于有心脏事件，或体检时发现心脏杂音，或因其他原因处于行心脏超声检查期间，或 12 导联心电图异常，同时有 HCM 家族史的受检者，应进行 HCM 评估。正确的临床评估应从全面采集心脏病史、家族史（包括三代亲属）和体格检查（包括 Valsalva 呼吸动作、下蹲到站立、被动抬腿或步行等动作）开始。当患者的临床评估提示有 HCM 风险时，应再对其进行心电图和心脏影像评估，确定是否有左心室肥厚的情况。

表 5-2　使用心电图和二维超声心动图筛查无症状家族成员 *

直系亲属情况		筛查的起始时间	重复进行心电图和超声心动图监测
儿童	来自基因型阳性家庭和早发疾病家庭的儿童和青少年	其他家族成员确诊 HCM 时	每 1 ～ 2 年
	所有其他儿童和青少年	家庭成员确诊之后、青春期之前的任何时间	每 2 ～ 3 年
成年人		其他家庭成员确诊 HCM 时	每 3 ～ 5 年

* 包括所有根据家族史或基因型状况被认为有患 HCM 风险的无症状、表型阴性的直系亲属，有时可能包括根据临床判断的远亲。可调整筛查间隔时间（例如，在出现新症状时，或在有恶性临床病程或迟发性 HCM 的家庭中）。

1.3　建议的循证学证据

许多 HCM 患者平时无症状，只是偶然出现症状或在筛查时发现异常。临床病史应包括详细的心脏病史和家族史（包括三代亲属），以确定亲属是否患有 HCM 或意外 / 突然死亡。评估还应包括对其整体健康状况和功能能力的判断，以及患者是否有胸痛、呼吸困难、心悸和晕厥等与劳累相关的症状，并记录相关的表现，包括全身性 / 心外症状或器官受累情况。同时，应排除心室肥厚的其他病因，包括运动重塑、高血压未控制、肾病或浸润性疾病。对于新生儿患者，应考虑母亲妊娠糖尿病史；对于小于 1 岁的婴儿患者，应排除全身性疾病（表 5-1）。

典型的 HCM 患者接受心脏听诊时会出现刺耳的渐强 - 渐弱的收缩期杂音，这通常是由二尖瓣的收缩期前向运动伴左心室流出道梗阻导致的，还伴有心尖搏动明显、异常颈动脉搏动和第四心音。应在患者静息状态下评估其流出道梗阻情况，条件允许时可进行运动激发试验（Valsalva 呼吸动作，从蹲位站立）。与延长的二尖瓣前叶和乳头肌异常相关的收缩期前向运动，可能导致二尖瓣位置收缩末期小叶分离或与后向二尖瓣反流接合不良。没有左心室流出道梗阻（不管是激发时还是休息时）者，可以正常进行体检[1-6]。

参考文献

[1] Maron BJ, Maron MS, Semsarian C. Genetics of hypertrophic cardiomyopathy after 20 years: clinical perspectives. J Am Coll Cardiol. 2012(60):705−715.

[2] Ingles J, Yeates L, Semsarian C. The emerging role of the cardiac genetic counselor. Heart Rhythm. 2011(8):1958−1962.

[3] Ahmad F, McNally EM, Ackerman MJ, et al. Establishment of specialized clinical cardiovascular genetics programs: recognizing the need and meeting standards: a scientific statement from the American Heart Association. Circ Genom Precis Med. 2019(12):e000054.

[4] van Velzen HG, Schinkel AFL, Baart SJ, et al. Outcomes of contemporary family screening in hypertrophic cardiomyopathy. Circ Genom Precis Med. 2018(11):e001896.

[5] Ranthe MF, Carstensen L, Oyen N, et al. Risk of cardiomyopathy in younger persons with a family history of death from cardiomyopathy: a nationwide family study in a cohort of 3.9 million persons. Circulation. 2015(132):1013−1019.

[6] Lafreniere−Roula M, Bolkier Y, Zahavich L, et al. Family screening for hypertrophic cardiomyopathy: is it time to change practice guidelines? Eur Heart J. 2019(40):3672−3681.

2 心脏超声检查

2.1 对心脏超声检查的建议

（1）对于拟诊 HCM 的患者，初次评估时建议做心脏超声检查[1-6]。

建议分类：1 类；证据水平：B 级 – 非随机证据

（2）对于临床表现稳定的 HCM 患者，建议每 1 ～ 2 年进行心脏超声检查，以评估心肌肥厚程度、心肌功能，以及是否出现左心室流出道动态梗阻、二尖瓣反流（图 5-1）[7-14]。

建议分类：1 类；证据水平：B 级 – 非随机证据（儿童），C 级 – 证据有限（成人）

（3）对于临床表现不稳定的 HCM 患者，建议重复进行心脏超声检查[9,14-17]。

建议分类：1 类；证据水平：B 级 – 非随机证据

（4）对于静息左心室流出道压差＜ 50 mmHg 的 HCM 患者，建议在运动激发试验辅助下进行心脏超声检查[18-21]。

建议分类：1 类；证据水平：B 级 – 非随机证据

（5）对于心脏超声检查静息或激发流出道最大压差＜ 50 mmHg 的 HCM 患者，建议进行运动心脏超声检查，量化动态左心室流出道梗阻[20-25]。

建议分类：1 类；证据水平：B 级 – 非随机证据

（6）对于接受外科间隔肌切除术的 HCM 患者，应用术中经食管超声心动图检查评估二尖瓣解剖和功能及间隔肌切除术的最佳范围[26-29]。

建议分类：1 类；证据水平：B 级 – 非随机证据

（7）对于接受酒精室间隔消融术的 HCM 患者，建议使用超声心动图检查或进行冠状动脉内注射超声对比剂至室间隔支，并进行术中经食道心脏超声检查[30-34]。

建议分类：1 类；证据水平：B 级 – 非随机证据

（8）对于接受过室间隔切除术治疗的 HCM 患者，建议在手术后 3 ～ 6 个月进行心脏超声检查，以评估手术效果[35-38]。

建议分类：1 类；证据水平：B 级 – 非随机证据

（9）对于 HCM 患者的直系亲属，建议以经胸超声心动图检查作为家庭初始筛查和定期随访的一项检查依据（图 5-1，表 5-2）[3-5,7,14,32]。

建议分类：1 类；证据水平：B 级 – 非随机证据

（10）对于基因型阳性而表型阴性者，建议根据年龄（检查周期：儿童和青少年为 1～2 年，成人为 3～5 年）和临床状态的变化，定期进行心脏超声检查（图 5-1，表 5-2）[39-43]。

建议分类：1 类；证据水平：B 级－非随机证据

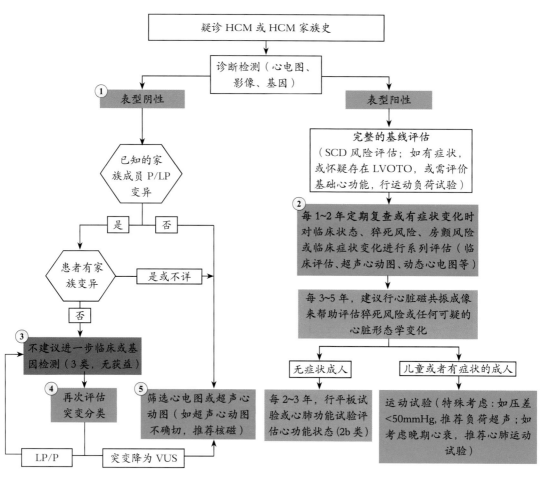

图 5-1　HCM 的评估流程

（11）对于 HCM 患者，在普通超声心动图检查不能帮助确定药物治疗临床决策，拟行心肌切除术，以及排除主动脉瓣下膜部或继发于二尖瓣装置结构异常的二尖瓣反流等情况下，或在评估酒精间隔消融术的可行性时，可进行经食道超声心动图检查[26-29]。

建议分类：2a 类；证据水平：C 级－证据有限

（12）对于进行普通超声心动图检查诊断心尖 HCM、有心尖室壁瘤或非典型肥厚表现的 HCM 患者，尤其是在其对其他成像方式如心脏磁共振成像有禁忌的情况下，可以使用静脉声学对比剂[44,45]。

建议分类：2a 类；证据水平：B 级－非随机证据

（13）对于标准超声心动图检查静息或激发流出道最大压差＜ 50 mmHg 的无症状 HCM 患者，运动超声心动图检查可以评估和量化左心室流出道动态梗阻 [15,19,20,22-25]。

建议分类：2a 类；证据水平：C 级－证据有限

2.2 建议的核心

心脏成像在 HCM 患者的诊断和临床决策中具有重要作用。超声心动图检查是大多数患者的主要成像方式，心脏磁共振成像可以提供补充信息，并作为超声心动图检查无法确定的特定患者的替代性成像方式。从成像中获得的重要信息可用于确诊、评估表型的严重程度以及评估伴随的结构性和功能性心脏异常（如收缩、舒张和瓣膜功能等情况）。超声心动图检查的最大优势是可评价动态左心室流出道梗阻的表征，包括二尖瓣的完整信息。最大室壁厚度、心腔大小、心脏收缩功能强弱和是否有左心室心尖室壁瘤等信息，都可以为判断表型严重程度和进行心脏性猝死风险分层提供依据。

2.3 建议的循证学证据

（1）二维超声心动图检查对确诊 HCM，判断心室肥厚类型、是否存在左心室心尖室壁瘤、左心室收缩和舒张功能状况、二尖瓣功能状况，以及识别是否有左心室肥厚及其严重程度具有重要作用 [1-6]。

（2）常规随访 HCM 患者是优化治疗的重要组成部分。对于无症状患者，每 1 ～ 2 年进行一次心脏超声检查，可以帮助患者评估左心室收缩和舒张功能、室壁厚度、心腔大小、左心室流出道梗阻和伴随的瓣膜疾病的变化。在多次评估后临床状况仍保持稳定的患者，可以延长随访间隔时间 [7-14]。

（3）HCM 患者的体征或症状变化通常与 HCM 血流动力学的进展或伴随的心血管异常有关，如心脏瓣膜病。超声心动图检查是评估出现新发症状或症状恶化患者的主要成像方式 [9,14-17]。

（4）左心室流出道压差呈动态变化受负荷条件影响。静息超声心动图检查往往会低估左心室流出道动态梗阻的严重程度，但可识别高达 50% 的梗阻性 HCM 患者。如果静息压差＞50 mmHg，则要做运动激发试验，如 Valsalva 动作或蹲立（或简单站立）动作，以评估是否存在左心室流出道梗阻，这关系到个体患者的治

疗方案及其效果 [15,18-21]。运动激发试验对患儿（一般为 7 岁以下儿童）帮助不大，因为患儿常常不能配合指令做出这些动作。

（5）在一般情况下，若要将活动时出现的相关症状与左心室流出道梗阻相联系，则静息或激发试验的压差需要＞50 mmHg。左心室流出道压差可以呈动态变化，静息超声心动图检查可能会漏诊 50% 的梗阻性 HCM 患者 [16]，而在静息超声心动图检查中激发的左心室流出道压差试验（如 Valsalva）的结果，会因指导患者实施的方法和患者自身完成试验的质量而有所不同。负荷超声心动图检查（侧重于左心室流出道梗阻而非局部室壁运动）采用生理性激发方式，对基线超声心动图检查后不确定是否存在左心室流出道梗阻或无法判断严重程度的患者最有帮助 [20,22-25]。餐后运动也可能有用，特别是对于在餐后症状加重的患者 [46]。由于幼儿往往无法配合指令完成运动试验，因此该试验通常只适用于 7 岁以上的儿童。

（6）术中经食道超声心动图检查是 HCM 患者接受手术切除治疗的标准评估手段。经食管超声心动图检查可以评估二尖瓣异常、二尖瓣反流和室间隔肥厚的程度，还可以评估二尖瓣和左心室流出道梗阻残余收缩期前向运动以及室间隔缺损或新发的主动脉瓣关闭不全 [26-29]。

（7）普通超声心动图检查或经食道超声心动图检查有助于指导酒精室间隔消融治疗，特别是对于通过冠状动脉内注射对比剂定位合适的左前降支的间隔支，其可在手术过程中监测左心室流出道压差的变化。经胸引导与超声对比剂的应用可提高手术成功率，缩短介入手术时间，缩小梗死面积，降低心脏传导阻滞发生率 [6,30-34]。在经胸图像质量欠佳的情况下，可术中应用经食道超声心动图声学评估，指导室间隔消融治疗 [6,34]。

（8）进行室间隔切除术后，特别是间隔变薄和左心室流出道压差下降时，应评估治疗效果，还要评估二尖瓣残余收缩期前向运动和二尖瓣反流、主动脉瓣关闭不全、左心室收缩和舒张功能以及室间隔缺损。虽然这些结果通常在外科间隔心肌切除术后会立即显现，但间隔消融术后左心室流出道梗阻的变化和心肌间隔瘢痕可能会随着时间的推移而逐渐形成和变化（通常在 3 个月内完成，但有些患者可能会持续一年）[35,37,38,47,48]。

（9）当患者诊断出 HCM 时，应对直系亲属进行超声心动图筛查。两项大型儿科研究显示，超声心动图筛查中儿童期和青春期直系亲属临床 HCM 的发生率为 10%～15%，各年龄段的患病率相当 [12,39,40]。HCM 发病的中位年龄为 8.9 岁（4.7～13.4 岁），男性发病较早，有心脏性猝死家族史、携带 MYH7/MYBPC3 致病突变基因的更甚 [39]。同样，HCM 从开始发病到发生重大心脏事件，包括死亡、心脏性猝死或进行心脏治疗（心肌切除术和 ICD）的平均时间为 1.5 年 [39,40,49]。综合来看，这些数据支持在儿童时期开始家庭筛查，并对儿童和成人进行定期复查（表 5-2）。应注意，左心室收缩应变和舒张功能的改变可能先于心肌肥厚 [50-52]。对于这些功能有异常的家庭成员，需要进行更密切的随访。

（10）对所有年龄段的基因型阳性、表型阴性的家族成员进行筛查是非常重要的。一项小规模研究的结果显示，大多数基因型阳性病例的临床 HCM 发生在青春期或青年期 [2,53]。然而，新近的大型研究表明，临床 HCM 可能发生在较年轻的家庭成员中，初筛时 5% ～ 10% 的青年期成员表型阳性，在 18 岁之前表型阳性的概率为 3% ～ 5%。表型转化可发生在年轻人身上，因此有必要继续筛查到成年时期 [39-43]，但是 18 岁以上个体的疾病外显率较低，筛查频率也可以降低。虽然缺乏系统的证据，但大多数医生在筛查对象步入中年（50 岁）之前都会继续对其进行临床筛查，因为这种疾病可以在成年人身上表现出来，尽管其频率较低。

（11）在对二尖瓣结构异常、二尖瓣反流机制或对超声心动图检查流出道梗阻（主动脉瓣下狭窄和瓣膜狭窄）的其他原因存疑，以及其他临床参数存在不确定性时，经食道超声心动图检查尤其有用 [29]。

（12）左心室肥厚可位于 HCM 患者左心室壁的任何一段，应对所有左心室壁段进行完整的成像评估。在左心室心尖显示不理想时，应用声学造影或心脏磁共振成像以帮助评估患者心尖肥厚、室壁瘤和血栓情况 [44,45]。

（13）明确无症状患者在静息或激发时是否有左心室流出道梗阻，这对判断病理生理学变化是非常重要的。即使是无症状的患者，如果有可诱发的梗阻也会影响临床处理（如水化）或对伴发疾病的治疗选择（如对高血压患者应用利尿剂或血管扩张剂）[20,22-25]。

参考文献

[1] Adabag AS, Kuskowski MA, Maron BJ. Determinants for clinical diagnosis of hypertrophic cardiomyopathy. Am J Cardiol. 2006(98):1507-1511.

[2] Afonso LC, Bernal J, Bax JJ, et al. Echocardiography in hypertrophic cardiomyopathy: the role of conventional and emerging technologies. J Am Coll Cardiol Img. 2008(1):787-800.

[3] Klues HG, Schiffers A, Maron BJ. Phenotypic spectrum and patterns of left ventricular hypertrophy in hypertrophic cardiomyopathy: morphologic observations and significance as assessed by two-dimensional echocardiography in 600 patients. J Am Coll Cardiol.

1995(26):1699−1708.

[4] Wigle ED, Sasson Z, Henderson MA, et al. Hypertrophic cardiomyopathy. The importance of the site and the extent of hypertrophy. A review. Prog Cardiovasc Dis. 1985(28):1−83.

[5] Shapiro LM, McKenna WJ. Distribution of left ventricular hypertrophy in hypertrophic cardiomyopathy: a two−dimensional echocardiographic study. J Am Coll Cardiol. 1983(2):437−444.

[6] Nagueh SF, Bierig SM, Budoff MJ, et al. American Society of Echocardiography clinical recommendations for multimodality cardiovascular imaging of patients with hypertrophic cardiomyopathy. J Am Soc Echocardiogr. 2011(24):473−498.

[7] Melacini P, Basso C, Angelini A, et al. Clinicopathological profiles of progressive heart failure in hypertrophic cardiomyopathy. Eur Heart J. 2010(31):2111−2123.

[8] Thaman R, Gimeno JR, Murphy RT, et al. Prevalence and clinical significance of systolic impairment in hypertrophic cardiomyopathy. Heart. 2005(91):920−925.

[9] Harris KM, Spirito P, Maron MS, et al. Prevalence, clinical profile, and significance of left ventricular remodeling in the end−stage phase of hypertrophic cardiomyopathy. Circulation. 2006(114):216−225.

[10] Olivotto I, Cecchi F, Poggesi C, et al. Patterns of disease progression in hypertrophic cardiomyopathy: an individualized approach to clinical staging. Circ Heart Fail. 2012(5):535−546.

[11] Todiere G, Aquaro GD, Piaggi P, et al. Progression of myocardial fibrosis assessed with cardiac magnetic resonance in hypertrophic cardiomyopathy. J Am Coll Cardiol. 2012(60):922−929.

[12] Norrish G, Ding T, Field E, et al. A validation study of the European Society of Cardiology guidelines for risk stratification of sudden cardiac death in childhood hypertrophic cardiomyopathy. Europace. 2019(21):1559−1565.

[13] Balaji S, DiLorenzo MP, Fish FA, et al. Risk factors for lethal arrhythmic events in children and adolescents with hypertrophic cardiomyopathy and an implantable defibrillator: an international multicenter study. Heart Rhythm. 2019(16):1462−1467.

[14] Douglas PS, Garcia MJ, Haines DE, et al. ACCF/ASE/AHA/ASNC/HFSA/HRS/SCAI/ SCCM/SCCT/SCMR 2011 appropriate use criteria for echocardiography: a report of the American College of Cardiology Foundation Appropriate Use Criteria Task Force, American Society of Echocardiography, American Heart Association, American Society of Nuclear Cardiology, Heart Failure Society of America, Heart Rhythm Society, Society for Cardiovascular Angiography and Interventions, Society of Critical Care Medicine, Society of Cardiovascular Computed Tomography, and Society for Cardiovascular Magnetic Resonance. J Am Coll Cardiol. 2011(57):1126−1166.

[15] Maron MS, Olivotto I, Betocchi S, et al. Effect of left ventricular outflow tract obstruction on clinical outcome in hypertrophic cardiomyopathy. N Engl J Med. 2003(348):295−303.

[16] Woo A, Williams WG, Choi R, et al. Clinical and echocardiographic determinants of long−term survival after surgical myectomy in obstructive hypertrophic cardiomyopathy. Circulation. 2005(111):2033−2041.

[17] Geske JB, Sorajja P, Nishimura RA, et al. Evaluation of left ventricular filling pressures by Doppler echocardiography in patients with hypertrophic cardiomyopathy: correlation with direct left atrial pressure measurement at cardiac catheterization. Circulation. 2007(116):2702−2708.

[18] Kumar S, Van Ness G, Bender A, et al. Standardized goal−directed Valsalva maneuver for assessment of inducible left ventricular outflow tract obstruction in hypertrophic cardiomyopathy. J Am Soc Echocardiogr. 2018(31):791−798.

[19] Marwick TH, Nakatani S, Haluska B, et al. Provocation of latent left ventricular outflow tract gradients with amyl nitrite and exercise in hypertrophic cardiomyopathy. Am J Cardiol. 1995(75):805−809.

[20] Joshi S, Patel UK, Yao SS, et al. Standing and exercise Doppler echocardiography in obstructive hypertrophic cardiomyopathy: the range of gradients with upright activity. J Am Soc Echocardiogr. 2011(24):75−82.

[21] Maron MS, Olivotto I, Zenovich AG, et al. Hypertrophic cardiomyopathy is predominantly a disease of left ventricular outflow tract obstruction. Circulation. 2006(114):2232−2239.

[22] Ayoub C, Geske JB, Larsen CM, et al. Comparison of Valsalva maneuver, amyl nitrite, and exercise echocardiography to demonstrate latent left ventricular outflow obstruction in hypertrophic cardiomyopathy. Am J Cardiol. 2017(120):2265−2271.

[23] Jensen MK, Havndrup O, Pecini R, et al. Comparison of Valsalva manoeuvre and exercise in echocardiographic evaluation of left ventricular outflow tract obstruction in hypertrophic cardiomyopathy. Eur J Echocardiogr. 2010(11):763−769.

[24] Reant P, Dufour M, Peyrou J, et al. Upright treadmill vs. semi−supine bicycle exercise echocardiography to provoke obstruction in symptomatic hypertrophic cardiomyopathy: a pilot study. Eur Heart J Cardiovasc Imaging. 2018(19):31−38.

[25] Shah JS, Esteban MTT, Thaman R, et al. Prevalence of exercise−induced left ventricular outflow tract obstruction in symptomatic patients with non−obstructive hypertrophic cardiomyopathy. Heart. 2008(94):1288−1294.

[26] Grigg LE, Wigle ED, Williams WG, et al. Transesophageal Doppler echocardiography in obstructive hypertrophic cardiomyopathy: clarification of pathophysiology and importance in intraoperative decision making. J Am Coll Cardiol. 1992(20):42−52.

[27] Marwick TH, Stewart WJ, Lever HM, et al. Benefits of intraoperative echocardiography in the surgical management of hypertrophic cardiomyopathy. J Am Coll Cardiol. 1992(20):1066−1072.

[28] Nampiaparampil RG, Swistel DG, Schlame M, et al. Intraoperative two− and three−dimensional transesophageal echocardiography in combined myectomy−mitral operations

for hypertrophic cardiomyopathy. J Am Soc Echocardiogr. 2018(31):275−288.

[29] Ommen SR, Park SH, Click RL, et al. Impact of intraoperative transesophageal echocardiography in the surgical management of hypertrophic cardiomyopathy. Am J Cardiol. 2002(90):1022−1024.

[30] Faber L, Seggewiss H, Ziemssen P, et al. Intraprocedural myocardial contrast echocardiography as a routine procedure in percutaneous transluminal septal myocardial ablation: detection of threatening myocardial necrosis distant from the septal target area. Catheter Cardiovasc Interv. 1999(47):462−466.

[31] Faber L, Ziemssen P, Seggewiss H. Targeting percutaneous transluminal septal ablation for hypertrophic obstructive cardiomyopathy by intraprocedural echocardiographic monitoring. J Am Soc Echocardiogr. 2000(13):1074−1079.

[32] Nagueh SF, Zoghbi WA. Role of imaging in the evaluation of patients at risk for sudden cardiac death: genotype−phenotype intersection. J Am Coll Cardiol Img. 2015(8):828−845.

[33] Faber L, Seggewiss H, Welge D, et al. Echo−guided percutaneous septal ablation for symptomatic hypertrophic obstructive cardiomyopathy: 7 years of experience. Eur J Echocardiogr. 2004(5):347−355.

[34] Kuhn H, Gietzen FH, Schäfers M, et al. Changes in the left ventricular outflow tract after transcoronary ablation of septal hypertrophy (TASH) for hypertrophic obstructive cardiomyopathy as assessed by transoesophageal echocardiography and by measuring myocardial glucose utilization and perfusion. Eur Heart J. 1999(20):1808−1817.

[35] Sorajja P, Valeti U, Nishimura RA, et al. Outcome of alcohol septal ablation for obstructive hypertrophic cardiomyopathy. Circulation. 2008(118):131−139.

[36] Faber L, Seggewiss H, Gleichmann U. Percutaneous transluminal septal myocardial ablation in hypertrophic obstructive cardiomyopathy: results with respect to intraprocedural myocardial contrast echocardiography. Circulation. 1998(98):2415−2421.

[37] Qin JX, Shiota T, Lever HM, et al. Outcome of patients with hypertrophic obstructive cardiomyopathy after percutaneous transluminal septal myocardial ablation and septal myectomy surgery. J Am Coll Cardiol. 2001(38):1994−2000.

[38] Ommen SR, Maron BJ, Olivotto I, et al. Long−term effects of surgical septal myectomy on survival in patients with obstructive hypertrophic cardiomyopathy. J Am Coll Cardiol. 2005(46):470−476.

[39] Jensen MK, Havndrup O, Christiansen M, et al. Penetrance of hypertrophic cardiomyopathy in children and adolescents. Circulation. 2013(127):48−54.

[40] Lafreniere−Roula M, Bolkier Y, Zahavich L, et al. Family screening for hypertrophic cardiomyopathy: is it time to change practice guidelines? Eur Heart J. 2019(40):3672−3681.

[41] Maurizi N, Michels M, Rowin EJ, et al. Clinical course and significance of hypertrophic cardiomyopathy without left ventricular hypertrophy. Circulation. 2019(139):830−833.

[42] Norrish G, Jager J, Field E, et al. Yield of clinical screening for hypertrophic cardiomyopathy in child first-degree relatives: evidence for a change in paradigm. Circulation. 2019(140):184-192.

[43] Vermeer AMC, Clur SAB, Blom NA, et al. Penetrance of hypertrophic cardiomyopathy in children who are mutation positive. J Pediatr. 2017(188):91-95.

[44] Thanigaraj S, Pérez JE. Apical hypertrophic cardiomyopathy: echocardiographic diagnosis with the use of intravenous contrast image enhancement. J Am Soc Echocardiogr. 2000(13):146-149.

[45] Porter TR, Mulvagh SL, Abdelmoneim SS, et al. Clinical applications of ultrasonic enhancing agents in echocardiography: 2018 American Society of Echocardiography guidelines update. J Am Soc Echocardiogr. 2018(31):241-274.

[46] Feiner E, Arabadjian M, Winson G, et al. Post-prandial upright exercise echocardiography in hypertrophic cardiomyopathy. J Am Coll Cardiol. 2013(61):2487-2488.

[47] Faber L, Welge D, Fassbender D, et al. Percutaneous septal ablation for symptomatic hypertrophic obstructive cardiomyopathy: managing the risk of procedure-related AV conduction disturbances. Int J Cardiol. 2007(119):163-167.

[48] Liebregts M, Vriesendorp PA, Mahmoodi BK, et al. A systematic review and meta-analysis of long-term outcomes after septal reduction therapy in patients with hypertrophic cardiomyopathy. J Am Coll Cardiol HF. 2015(3):896-905.

[49] Charron P, Arad M, Arbustini E, et al. Genetic counselling and testing in cardiomyopathies: a position statement of the European Society of Cardiology Working Group on Myocardial and Pericardial Diseases. Eur Heart J. 2010(31):2715-2726.

[50] Vigneault DM, Yang E, Jensen PJ, et al. Left ventricular strain is abnormal in preclinical and overt hypertrophic cardiomyopathy: cardiac MR feature tracking. Radiology. 2019(290):640-648.

[51] Nagueh SF, McFalls J, Meyer D, et al. Tissue Doppler imaging predicts the development of hypertrophic cardiomyopathy in subjects with subclinical disease. Circulation. 2003(108):395-398.

[52] Ho CY, Sweitzer NK, McDonough B, et al. Assessment of diastolic function with Doppler tissue imaging to predict genotype in preclinical hypertrophic cardiomyopathy. Circulation. 2002(105):2992-2997.

[53] Hershberger RE, Cowan J, Morales A, et al. Progress with genetic cardiomyopathies: screening, counseling, and testing in dilated, hypertrophic, and arrhythmogenic right ventricular dysplasia/cardiomyopathy. Circ Heart Fail. 2009(2):253-261.

3 心脏磁共振成像

3.1 对心脏磁共振成像评估的建议

（1）对于进行超声心动图检查后无法确诊的患者，使用心脏磁共振成像有助于明确诊断[1-7]。

建议分类：1 类；证据水平：B 级 – 非随机证据

（2）对于其他原因导致左心室肥厚的患者，包括浸润性疾病和运动员心脏等，心脏磁共振成像评估非常有用[1-7]。

建议分类：1 类；证据水平：B 级 – 非随机证据

（3）对于非心脏性猝死风险高的 HCM 患者，或者进行临床评估（包括个人或家族史评估、超声心动图检查和动态心电图监测）后仍然不确定是否植入 ICD，心脏磁共振成像有助于评估最大左心室室壁厚度、射血分数、左心室心尖室壁瘤状况和钆晚期增强心肌纤维化程度[1-15]。

建议分类：1 类；证据水平：B 级 – 非随机证据

（4）对于进行超声心动图检查后无法明确梗阻解剖机制的患者，心脏磁共振成像可以帮助其确定是否选择室间隔切除术和制订治疗计划[16-20]。

建议分类：2b 类；证据水平：B 级 – 非随机证据

（5）对于 HCM 患者，可以考虑定期（每 3 ～ 5 年）重复对比分析心脏磁共振成像的结果，进行心脏性猝死风险分层，评估钆晚期增强和其他形态学变化，包括射血分数、心尖室壁瘤的发展或左心室室壁厚度（图 5-1，表 5-3）。

建议分类：1 类；证据水平：C 级 – 专家共识

3.2 建议的核心

心脏磁共振成像能提供心脏的高空间分辨率和断层成像，并可评估注射钆晚期增强对比剂后的心肌纤维化情况[1,2]。这些属性使心脏磁共振成像非常适合表征 HCM 的不同表型表达。因此，心脏磁共振成像是一种补充成像技术，用于评估 HCM 患者的诊断、风险预测和室间隔切除术的术前计划[1,7]。

心脏磁共振成像产生的图像在血池和心肌之间具有鲜明的对比，这可以精确测量左心室室壁厚度，量化左心室和右心室大小、左心室质量、收缩功能，以及识别超声心动图检查无法很好显示的左心室肥厚[1,7]。此外，心脏磁共振成像还可以生成左心室心尖室壁瘤以及二尖瓣和瓣下结构异常的最佳图像，这些图像会对左心室流出道梗阻产生影响[7-9,16-19]。广泛的钆晚期增强（即心肌纤维化）是潜在的危及生命的室性快速性心律失常和收缩功能障碍进展风险增加的无创性标志[11-14]。由于可及性、成本、起搏器或 ICD 的禁忌证、严重肾功能不全和患者因素（小儿年龄和全身麻醉要求、镇静、幽闭恐惧症或身体习惯），心脏磁共振成像可能不适用于某些患者。

表 5-3　成人和儿童 HCM 患者临床猝死的危险因素

危险因素	表现
HCM 猝死家族史	有 ≤ 50 岁的直系或近亲可能死于 HCM 导致的猝死[27,28]
严重左心室肥厚	超声心动图或心脏磁共振成像显示室壁厚度 ≥ 30 mm，有的心脏科医生认为临界值为 28 mm。还没有确定 HCM 患儿室壁厚度的绝对阈值或 z 值阈值，但是可以选择 z 值 ≥ 20（结合其他危险因素 > 10 时）作为诊断标准[28,29]
不明原因的晕厥	出现 ≥ 1 次不明原因的急性短暂性意识丧失事件，根据病史判断为非神经心源性（血管迷走神经）晕厥，并与左心室流出道梗阻无关，尤其是在进行评估后的 6 个月内发生（过去 5 年发生者可能无关）[30]
HCM 伴左心室收缩功能障碍	超声心动图或心脏磁共振成像显示左心室射血分数 < 50% 伴收缩功能障碍[24,26]
左心室心尖室壁瘤	心尖室壁瘤定义为离散薄壁的节段性运动障碍，左心室最远段有透壁瘢痕或钆晚期增强，与大小无关（儿童心尖室壁瘤不常见，其风险未知）[15,16]
心脏磁共振成像：广泛钆晚期增强	广泛钆晚期增强代表着纤维化，通过视觉量化评估，占左心室质量的比例 ≥ 15%（尚未确定在儿童中的标准）[9-11,20-22,25]
动态监测显示非持续性室性心动过速	研究中通常定义为连续室性早搏 ≥ 3 次且心室率 ≥ 120 次 / 分。通常监测 24 ～ 48 小时，当非持续性室性心动过速发作频繁（≥ 3 次）、时间较长（≥ 10 跳）或较快（≥ 200 次 / 分）时，宜将其作为权重更大的风险指标。对于儿童患者，室性心动过速心率超过基线窦性心律 20% 以上，有诊断意义[31-33]
基因型状态	基因型阳性状态（即携带假定的致病性 / 可能致病性变异体）的 HCM 患儿，发生心脏性猝死的风险较高[12,14]

3.3　建议的循证学证据

（1）对于 12 导联心电图异常或有遗传性心脏病而疑诊 HCM 的患者，如果进行心脏超声检查后不能确诊，则心脏磁共振成像是明确诊断 HCM 的重要辅助检查方式 [1-7]。在这一情况下，心脏磁共振成像可以确定左心室肥厚的关键区域，特别是当肥厚局限于左心室壁的特定区域如前外侧壁、后间隔和心尖部时更适用。由于心脏磁共振成像有较高的空间分辨率，并且不受肺或胸腔实质造成的不良声窗的阻挡，能更敏感地识别左心室肥厚 [4-6]。

（2）心脏磁共振成像能显示左心室肥厚的模式以及分布、心室腔的大小以及延迟强化的模式和分布，能帮助鉴别其他心血管疾病导致的左心室肥厚，包括其他的遗传性心肌病（如溶酶体或糖原贮积病）、浸润性心肌病（如淀粉样变性），或因压力超负荷而继发心肌肥厚的情况（如高血压或运动相关）[7]。

（3）与心脏磁共振成像相比，超声心动图测量可能低估（或高估）左心室壁的最大厚度 [1-7]。这可能对诊断和评估心脏性猝死风险有直接影响，因为左心室壁厚是心脏性猝死的主要风险标志 [4-6,10]。此外，超声心动图有时不能发现心尖部室壁瘤 [8,9]。当心脏磁共振成像显示 HCM 患者有广泛的多个左心室节段的钆晚期增强，无论其位于左心室壁的哪个位置及处于何种程度，均会增加未来发生室性心律失常的风险 [11-13]。一些研究认为，如果钆晚期增强分布超过左心室面积的 15%，则心脏性猝死风险增加 2 倍 [12]。然而，目前还没有能够预测不同结果的最佳量化技术。在进行标准风险分层后仍不能确定 ICD 植入指征时，钆晚期增强的程度可以帮助医生做出治疗决策 [12]。HCM 合并心脏收缩功能不全（射血分数 < 50%）的患者，左心室重构后会出现心室腔扩大和因瘢痕形成而导致的室壁变薄，发生致命性室性心动过速和晚期心衰的风险增加 [14,15]。对于无法用超声心动图准确评估心肌收缩功能的 HCM 患者，心脏磁共振成像可以定量评估射血分数。没有（或很少）钆晚期增强的患者，发生心脏性猝死的风险较低 [12,13,21,27]。

（4）根据 HCM 左心室流出道特定的解剖特征，一些患者可能更适合接受室间隔切除术治疗，而不是经皮酒精消融术 [16-20]。临床中，通过心脏磁共振成像可以对肥厚的室间隔分布进行精确定位，清楚显示二尖瓣和瓣膜下结构的异常，包括乳头肌位置异常、乳头肌插入异常，帮助明确收缩期前向运动现象的机制和引起左心室流出道梗阻的病理生理机制，最终有助于制定最佳手术策略 [16-20]。

（5）目前，具有高危形态学特征，如心尖室壁瘤、广泛钆晚期增强、收缩功能障碍和严重左心室肥厚的患者的预后尚不明确。然而，考虑到这些特征在用 ICD 预防心脏性猝死等治疗中方法的重要性，应用心脏磁共振成像定期评估这些特征的变化情况，以提供有益的信息 [8,10,15,22,23,34]。

参考文献

[1] Maron MS, Maron BJ, Harrigan C, et al. Hypertrophic cardiomyopathy phenotype revisited after 50 years with cardiovascular magnetic resonance. J Am Coll Cardiol. 2009(54):220–228.

[2] Rickers C, Wilke NM, Jerosch–Herold M, et al. Utility of cardiac magnetic resonance imaging in the diagnosis of hypertrophic cardiomyopathy. Circulation. 2005(112):855–861.

[3] Moon JCC, Fisher NG, McKenna WJ, et al. Detection of apical hypertrophic cardiomyopathy by cardiovascular magnetic resonance in patients with non–diagnostic echocardiography. Heart. 2004(90):645–649.

[4] Hindieh W, Weissler–Snir A, Hammer H, et al. Discrepant measurements of maximal left ventricular wall thickness between cardiac magnetic resonance imaging and echocardiography in patients with hypertrophic cardiomyopathy. Circ Cardiovasc Imaging. 2017(10):e006309.

[5] Corona–Villalobos CP, Sorensen LL, Pozios I, et al. Left ventricular wall thickness in patients with hypertrophic cardiomyopathy: a comparison between cardiac magnetic resonance imaging and echocardiography. Int J Cardiovasc Imaging. 2016(32):945–954.

[6] Bois JP, Geske JB, Foley TA, et al. Comparison of maximal wall thickness in hypertrophic cardiomyopathy differs between magnetic resonance imaging and transthoracic echocardiography. Am J Cardiol. 2017(119):643–650.

[7] Maron MS, Rowin EJ, Maron BJ. How to image hypertrophic cardiomyopathy. Circ Cardiovasc Imaging. 2017(10):e005372.

[8] Rowin EJ, Maron BJ, Haas TS, et al. Hypertrophic cardiomyopathy with left ventricular apical aneurysm: implications for risk stratification and management. J Am Coll Cardiol. 2017(69):761–773.

[9] Kebed KY, Al Adham RI, Bishu K, et al. Evaluation of apical pouches in hypertrophic cardiomyopathy using cardiac MRI. Int J Cardiovasc Imaging. 2014(30):591–597.

[10] Maron MS, Lesser JR, Maron BJ. Management implications of massive left ventricular hypertrophy in hypertrophic cardiomyopathy significantly underestimated by echocardiography but identified by cardiovascular magnetic resonance. Am J Cardiol. 2010(105):1842–1843.

[11] Weng Z, Yao J, Chan RH, et al. Prognostic value of LGE–CMR in HCM: a meta–analysis. J Am Coll Cardiol Img. 2016(9):1392–1402.

[12] Chan RH, Maron BJ, Olivotto I, et al. Prognostic value of quantitative contrast–enhanced

cardiovascular magnetic resonance for the evaluation of sudden death risk in patients with hypertrophic cardiomyopathy. Circulation. 2014(130):484−495.

[13] Mentias A, Raeisi−Giglou P, Smedira NG, et al. Late gadolinium enhancement in patients with hypertrophic cardiomyopathy and preserved systolic function. J Am Coll Cardiol. 2018(72):857−870.

[14] Ismail TF, Jabbour A, Gulati A, et al. Role of late gadolinium enhancement cardiovascular magnetic resonance in the risk stratification of hypertrophic cardiomyopathy. Heart. 2014(100):1851−1858.

[15] Harris KM, Spirito P, Maron MS, et al. Prevalence, clinical profile, and significance of left ventricular remodeling in the end−stage phase of hypertrophic cardiomyopathy. Circulation. 2006(114):216−225.

[16] Patel P, Dhillon A, Popovic ZB, et al. Left ventricular outflow tract obstruction in hypertrophic cardiomyopathy patients without severe septal hypertrophy: implications of mitral valve and papillary muscle abnormalities assessed using cardiac magnetic resonance and echocardiography. Circ Cardiovasc Imaging. 2015(8):e003132.

[17] Rowin EJ, Maron BJ, Chokshi A, et al. Clinical spectrum and management implications of left ventricular outflow obstruction with mild ventricular septal thickness in hypertrophic cardiomyopathy. Am J Cardiol. 2018(122):1409−1420.

[18] Sherrid MV, Balaram S, Kim B, et al. The mitral valve in obstructive hypertrophic cardiomyopathy: a test in context. J Am Coll Cardiol. 2016(67):1846−1858.

[19] Kwon DH, Setser RM, Thamilarasan M, et al. Abnormal papillary muscle morphology is independently associated with increased left ventricular outflow tract obstruction in hypertrophic cardiomyopathy. Heart. 2008(94):1295−1301.

[20] Rowin EJ, Maron BJ, Lesser JR, et al. Papillary muscle insertion directly into the anterior mitral leaflet in hypertrophic cardiomyopathy, its identification and cause of outflow obstruction by cardiac magnetic resonance imaging, and its surgical management. Am J Cardiol. 2013(111):1677−1679.

[21] Rubinshtein R, Glockner JF, Ommen SR, et al. Characteristics and clinical significance of late gadolinium enhancement by contrast−enhanced magnetic resonance imaging in patients with hypertrophic cardiomyopathy. Circ Heart Fail. 2010(3):51−58.

[22] Todiere G, Aquaro GD, Piaggi P, et al. Progression of myocardial fibrosis assessed with cardiac magnetic resonance in hypertrophic cardiomyopathy. J Am Coll Cardiol. 2012(60):922−929.

[23] Binder J, Attenhofer Jost CH, Klarich KW, et al. Apical hypertrophic cardiomyopathy: prevalence and correlates of apical outpouching. J Am Soc Echocardiogr. 2011(24):775−781.

[24] Rowin EJ, Maron BJ, Carrick RT, et al. Outcomes in patients with hypertrophic cardiomyopathy and left ventricular systolic dysfunction. J Am Coll

Cardiol.2020(75):3033–3043.

[25] Marstrand P, Han L, Day SM, et al. Hypertrophic Cardiomyopathy with Left Ventricular Systolic Dysfunction: Insights from the SHaRe Registry. Circulation. 2020:1371–1383.

[26] Vriesendorp PA, Schinkel AFL, Van Cleemput J,et al. Implantable cardioverter-defibrillators in hypertrophic cardiomyopathy: patient outcomes, rate of appropriate and inappropriate interventions, and complications. Am Heart J. 2013(166):496–502.

[27] Maron BJ, Rowin EJ, Casey SA, et al. Hypertrophic cardiomyopathy in adulthood associated with low cardiovascular mortality with contemporary management strategies. J Am Coll Cardiol. 2015(65):1915–1928.

[28] Maron BJ, Rowin EJ, Casey SA, et al. Risk stratifi–cation and outcome of patients with hypertrophic cardiomyopathy ≥ 60 years of age. Circulation.2013(127):585–593.

[29] Ostman–Smith I, Wettrell G, Keeton B, et al. Age–and gender–specific mortality rates in childhood hypertrophic cardiomyopathy. Eur Heart J. 2008(29):1160–1167.

[30] Maron BJ. Risk stratification and role of implant able defibrillators for prevention of sudden death in patients with hypertrophic cardiomyopathy. Circ J.2010(74):2271–2282.

[31] Miron A, Lafreniere–Roula M, Steve Fan CP, et al.A validated model for sudden cardiac death risk prediction in pediatric hypertrophic cardiomyopathy. Cir culation. 2020(142):217–229.

[32] Norrish G, Ding T, Field E, et al. Development of a novel risk prediction model for sudden cardiac death in childhood hypertrophic cardiomyopathy (HCM Risk Kids). JAMA Cardiol. 2019(4):918–927.

[33] Romeo F, Cianfrocca C, Pelliccia F, et al. Long–term prognosis in children with hypertrophic cardiomyopathy: an analysis of 37 patients aged less than or equal to 14 years at diagnosis. Clin Cardiol. 1990(13):101–107.

[34] Douglas PS, Garcia MJ, Haines DE, et al. ACCF/ASE/AHA/ASNC/HFSA/HRS/SCAI/SCCM/SCCT/SCMR 2011 appropriate use criteria for echocardiography: a report of the American College of Cardiology Foundation Appropriate Use Criteria Task Force, American Society of Echocardiography, American Heart Association, American Society of Nuclear Cardiology, Heart Failure Society of America, Heart Rhythm Society, Society for Cardiovascular Angiography and Interventions, Society of Critical Care Medicine, Society of Cardiovascular Computed Tomography, and Society for Cardiovascular Magnetic Resonance. J Am Coll Cardiol. 2011(57):1126–1166.

4　心脏计算机体层摄影

4.1　对心脏 CT 检查的建议

对于疑似 HCM 的成年患者，如果超声心动图检查无法确诊并且没有心脏磁共振成像设备可用时，可考虑进行心脏 CT 诊断[1-3]。

建议分类：2b 类；证据水平：C 级 - 证据有限

4.2　建议的核心

心脏 CT 具备出色的空间分辨率，可以清晰地显示左心室结构（包括肥厚模式、心肌厚度、主动脉瓣下结构和心内血栓的情况）和功能。小型研究证明，CT 能够评估心肌纤维化，但是会带来更多的辐射风险，还需要进一步验证其使用价值[2,3]。除了心肌结构，CT 还可以评估冠状动脉的解剖结构，包括冠状动脉的狭窄和起源异常。CT 的缺点是存在辐射和需要使用放射性碘对比剂，与超声心动图相比，其时间分辨率较低。

4.3　建议的循证学证据

尽管心脏 CT 不常用，但当超声心动图检查技术有限且存在心脏磁共振成像禁忌或没有设备时，CT 可以提供重要的信息，也是明确冠状动脉解剖结构的工具之一[1-3]。

参考文献

[1] Nagueh SF, Bierig SM, Budoff MJ, et al. American Society of Echocardiography clinical recommendations for multimodality cardiovascular imaging of patients with hypertrophic cardiomyopathy. J Am Soc Echocardiogr. 2011(24):473-498.

[2] Langer C, Lutz M, Eden M, et al. Hypertrophic cardiomyopathy in cardiac CT: a validation study on the detection of intramyocardial fibrosis in consecutive patients. Int J Cardiovasc Imaging. 2014(30):659-667.

[3] Zhao L, Ma X, Feuchtner GM, et al. Quantification of myocardial delayed enhancement and wall thickness in hypertrophic cardiomyopathy: multidetector computed tomography versus magnetic resonance imaging. Eur J Radiol. 2014(83):1778−1785.

5　心律评估

5.1　对评估心律的建议

（1）将 12 导联心电图检查作为 HCM 患者的初始评估手段及定期随访的检查内容之一（每 1 ～ 2 年一次）[1-3]。

建议分类：1 类；证据水平：B 级 - 非随机证据

（2）首次评估 HCM 患者时，应进行 24 ～ 48 小时动态心电图监测，并将其作为定期随访的检查内容之一（每 1 ～ 2 年一次），明确患者存在心脏性猝死风险后指导其如何处理心律失常[4-6]。

建议分类：1 类；证据水平：B 级 - 非随机证据

（3）对于出现心悸或头晕的 HCM 患者，要延长心电图监测记录时间（＞24 小时），以诊断是否出现心律失常或者确认临床相关性[6]。

建议分类：1 类；证据水平：B 级 - 非随机证据

（4）将 12 导联心电图检查作为 HCM 患者直系亲属的筛查手段之一[1-3]。

建议分类：1 类；证据水平：B 级 - 非随机证据

（5）对存在风险因素或经风险评分确定为房颤风险高的 HCM 患者，以及对符合抗凝治疗标准的患者，要延长动态心电监测时间，以筛查房颤发生状况，并将其作为初始评估和定期随访的手段之一[7-12]。

建议分类：1 类；证据水平：B 级 - 非随机证据

（6）对于无房颤危险因素并且符合抗凝治疗标准的成人 HCM 患者，可将延长动态心电监测时间作为初始评估和定期随访的手段之一（每 1 ～ 2 年一次），以评估无症状阵发性房颤[7-12]。

建议分类：2b 类；证据水平：B 级 - 非随机证据

5.2　建议的核心

对于 HCM 患者，必须进行 12 导联心电图和动态心电图检查。12 导联心电图可以发现左心室肥厚、复极异常以及心律失常的信息，包括心动过缓和心动过速。它还能提供传导异常的相关信息，这些异常可能出现在初始评估或随访过程中。动态监测对于评估心脏性猝死风险来说是必要的。评估 HCM 患者心脏性猝死风险时，有必要对其进行 24 ～ 48 小时的动态心电图监测。延长动态心电图检查时间或多次进行这一检查有助于明确症状出现的原因和发现房颤。对于存在其他风险因素的患者，可能需要定期筛查房颤，以便及时干预。

5.3 建议的循证学证据

（1）75% ～ 95% 的表型 HCM 患者的 12 导联心电图异常，特征包括但不限于左心室肥厚和复极异常。然而，这些异常与心肌肥厚的严重程度或类型并不完全相关[13]。12 导联心电图也有助于识别其他心脏异常情况，如预激综合征，这可能提示 HCM 的特殊类型[1-3]，也可能提供其他的诊断信息，如存在低电压和传导延迟的淀粉样变性。此外，在一些年轻的 HCM 患者中，心电图可能表现为假性心肌梗死[13]。12 导联心电图通常用于筛查 HCM，也适用于无左心室肥厚的 HCM 患者家庭成员[1-3]。12 导联心电图在用于筛查健康青少年 HCM 时，尤其作为参与运动前筛查的手段时，争论颇多[14]。

（2）对于 HCM 患者的危险分层，动态心电图检查在发现患者室性快速性心律失常方面具有重要价值。有非持续性室性心动过速事件的患者，将来发生心脏性猝死的风险显著增高[4-6]。越来越多的证据表明，与 > 35 岁的患者相比，年轻 HCM 患者的非持续性室性心动过速事件对心脏性猝死的预测价值更大，非持续性室性心动过速持续时间更长、发作时心率更快与应用 ICD 治疗心律失常的发生率更高有关[15]。还有证据表明，更长的监测时间更有利于诊断非持续性室性心动过速发作[16]。然而，过去是将通过 24 ～ 48 小时动态心电图监测发现的非持续性室性心动过速作为心脏性猝死危险分层的判断因素，而目前尚未确定监测的最佳时段。因此，目前可以对没有植入 ICD 的 HCM 患者每 1 ～ 2 年进行一次动态心电图检查。

（3）对于出现症状的 HCM 患者，应延长动态心电图监测时间，除非患者在监测期间出现症状，否则不应作出诊断。患者在佩戴监护仪时出现症状，可以帮助医生做出正确的诊断。临床研究表明，HCM 患者存在多种心律失常，其中大多数不致命，因此，症状与监测结果的临床相关性至关重要[6]。对于一些症状不明显的患者，可能需要用便携式监测器或植入式监测器。

（4）心电图是初步筛查 HCM 患者亲属的标准检查方式[1-3]。心电图异常可能先于基因性左心室肥厚而发生，因此，在 HCM 患者家庭中，心电图是比超声心动图检查更敏感的筛查工具[13]。

（5）房颤与 HCM 患者的不良结局（包括卒中）相关。尽管多项研究表明，高达 50% 的患者存在无症状房颤[7-11]，但尚不清楚无症状发作是否会导致不良结局，尤其是在持续时间短（＜30 秒）和低负荷（＜1%）的情况下。临床上重要的房颤预测因素包括左心房扩张、年龄增长、疾病持续时间和 NYHA 功能 Ⅲ～Ⅳ 级心衰。因此，应更频繁地对具有这些特征的患者进行评估，并延长（持续时间由临床情况决定）动态心电图筛查时间，以便在检测到房颤时及时干预。为了更好地识别筛查中获益最大的患者，医学界开发了一种风险评分工具——HCM 房颤评分，其涵盖了上述风险因素，可以对发生房颤的风险进行预后评估。该模型是基于纳入 1900 例 HCM 患者的队列研究而开发的，随后得到验证。开发研究队列显示，17.2% 的高风险患者出现房颤（每年 3.4%），而在外部验证队列中，13.3% 的高风险患者出现房颤（每年 2.7%）[12]。HCM 房颤评分研究表明，将房颤定义为心电图或遥测记录的 ≥ 1 次临床明显发作，需要以患者首次就诊后 10 年内连续就医并考虑接受治疗为依据[12]。

参考文献

[1] Maron BJ. The electrocardiogram as a diagnostic tool for hypertrophic cardiomyopathy: revisited. Ann Noninvasive Electrocardiol. 2001(6):277−279.

[2] Panza JA, Maron BJ. Relation of electrocardiographic abnormalities to evolving left ventricular hypertrophy in hypertrophic cardiomyopathy during childhood. Am J Cardiol. 1989(63):1258−1265.

[3] Zorzi A, Calore C, Vio R, et al. Accuracy of the ECG for differential diagnosis between hypertrophic cardiomyopathy and athlete's heart: comparison between the European Society of Cardiology (2010) and International (2017) criteria. Br J Sports Med. 2018(52):667−673.

[4] Maron BJ, Savage DD, Wolfson JK, et al. Prognostic significance of 24 hour ambulatory electrocardiographic monitoring in patients with hypertrophic cardiomyopathy: a prospective study. Am J Cardiol. 1981(48):252−257.

[5] Monserrat L, Elliott PM, Gimeno JR, et al. Non−sustained ventricular tachycardia in hypertrophic cardiomyopathy: an independent marker of sudden death risk in young patients. J Am Coll Cardiol. 2003(42):873−879.

[6] Adabag AS, Casey SA, Kuskowski MA, et al. Spectrum and prognostic significance of arrhythmias on ambulatory Holter electrocardiogram in hypertrophic cardiomyopathy. J Am Coll Cardiol. 2005(45):697−704.

[7] Wilke I, Witzel K, Münch J, et al. High incidence of de novo and subclinical atrial fibrillation in patients with hypertrophic cardiomyopathy and cardiac rhythm management device. J Cardiovasc Electrophysiol. 2016(27):779−784.

[8] van Velzen HG, Theuns DAMJ, Yap SC, et al. Incidence of device−detected atrial fibrillation and long−term outcomes in patients with hypertrophic cardiomyopathy. Am J Cardiol. 2017(119):100−105.

[9] Rowin EJ, Hausvater A, Link MS, et al. Clinical profile and consequences of atrial fibrillation in hypertrophic cardiomyopathy. Circulation. 2017(136):2420−2436.

[10] Rowin EJ, Orfanos A, Estes NAM, et al. Occurrence and natural history of clinically silent episodes of atrial fibrillation in hypertrophic cardiomyopathy. Am J Cardiol. 2017(119):1862−1865.

[11] Siontis KC, Geske JB, Ong K, et al. Atrial fibrillation in hypertrophic cardiomyopathy: prevalence, clinical correlations, and mortality in a large high−risk population. J Am Heart Assoc. 2014(3):e001002.

[12] Carrick RT, Maron MS, Adler A, et al. Development and validation of a clinical predictive model for identifying hypertrophic cardiomyopathy patients at risk for atrial fibrillation: the HCM−AF Score. Circ Arrhythm Electrophysiol. 2021(14):e009796.

[13] Finocchiaro G, Sheikh N, Biagini E, et al. The electrocardiogram in the diagnosis and management of patients with hypertrophic cardiomyopathy. Heart Rhythm. 2020(17):142−151.

[14] Maron BJ, Udelson JE, Bonow RO, et al. Eligibility and disqualification recommendations for competitive athletes with cardiovascular abnormalities: Task Force 3: hypertrophic cardiomyopathy, arrhythmogenic right ventricular cardiomyopathy and other cardiomyopathies, and myocarditis: a scientific statement from the American Heart Association and American College of Cardiology. J Am Coll Cardiol. 2015(66):2362−2371.

[15] Wang W, Lian Z, Rowin EJ, et al. Prognostic implications of nonsustained ventricular tachycardia in high−risk patients with hypertrophic cardiomyopathy. Circ Arrhythm Electrophysiol. 2017(10):e004604.

[16] Weissler−Snir A, Chan RH, Adler A, et al. Usefulness of 14−day Holter for detection of nonsustained ventricular tachycardia in patients with hypertrophic cardiomyopathy. Am J Cardiol. 2016(118):1258−1263.

6　血管造影术和有创评估血流动力学

6.1　对血管造影术评估和有创评估血流动力学的建议

（1）对于 HCM 患者，如果无创影像检查不能确定左心室流出道梗阻及其严重程度，则应使用心导管进行有创血流动力学评估[1-4]。

建议分类：1 类；证据水平：B 级 − 非随机证据

（2）对于有心肌缺血症状或表征的 HCM 患者，要进行 CT 冠状动脉显像或常规冠状动脉造影[5]。

建议分类：1 类；证据水平：B 级 − 非随机证据

（3）对于有冠状动脉粥样硬化风险的 HCM 患者，在对其进行室间隔切除术治疗前，进行 CT 冠状动脉显像或常规冠状动脉造影非常重要[6]。

建议分类：1 类；证据水平：B 级 − 非随机证据

6.2　建议的核心

超声心动图检查仍然是无创评估 HCM 动态流出道梗阻的金标准。只有当无法从临床和无创影像检查中获得诊断信息，并且这些信息会决定患者的治疗策略时，才应进行有创血流动力学评估。此外，有创血流动力学评估可用于指导特定的接受了最佳药物治疗但仍有持续症状的 HCM 患者的治疗，以更全面地显示血流动力学特征、判断是否存在左心室流出道梗阻和其他疾病状态的影响，如慢性原发性或继发性肺动脉高压或伴随的瓣膜疾病。另外，应当由经验丰富的术者完成心导管评估。

6.3　建议的循证学证据

（1）对有明显限制性心衰症状（NYHA 功能 Ⅱ～Ⅳ 级）的患者，在经心脏影像检查确定左心室流出道是否存在压差或压差程度时，有创血流动力学评估可以明确是否存在静息性或隐匿性流出道梗阻，并提供有关心输出量和充盈压的信息[1,2]。超声心动图成像有一定的局限性，有可能受到声学窗口的限制，Doppler（多普勒超声）可能无法区分速度增加是由流出道梗阻引起的还是由二尖瓣反流引起的。流出道压差可能发生剧烈的动态变化，这是由于心脏成像检查变异性受心肌收缩力和负荷条件变化的影响[2]。在导管室可以应用激发试验以识别是否存在隐匿性压差，包括 Valsalva 动作、诱发室性早搏以评估 Brockenbrough-Braunwald-Morrow 征（早搏后左心室流出道坡度增大和主动脉脉压降低）、上肢或下肢运动[3,4]。记录静息时和运动激发试验后（是否 ≥ 50 mmHg）的左心室流出道压差有助于指导临床治疗。

（2）胸部不适是 HCM 患者的常见症状。对于那些有冠状动脉粥样硬化危险因素或药物治疗无效的胸痛患者，需要考虑心外膜冠状动脉疾病的可能性。尽管核医学负荷试验和超声心动图检查负荷试验的假阳性率和假阴性率高，但根据无创检查的结果也可以拟诊心外膜冠状动脉疾病。发现冠心病有助于更好地治疗 HCM，因此冠状动脉造影对 HCM 患者非常有用[6]。

（3）对于计划进行手术切除心肌并具有冠状动脉粥样硬化和明显心肌桥危险因素的患者，通常进行冠状动脉造影。冠状动脉疾病的相关信息将为心肌切除术和冠状动脉旁路手术的实施策略提供信息[6]。冠状动脉造影是酒精室间隔消融术的必要组成部分，用于评估室间隔解剖结构以及室间隔消融术中可处理的冠状动脉病变。

参考文献

[1] Geske JB, Sorajja P, Nishimura RA, et al. Evaluation of left ventricular filling pressures by Doppler echocardiography in patients with hypertrophic cardiomyopathy: correlation with direct left atrial pressure measurement at cardiac catheterization. Circulation. 2007(116):2702-2708.

[2] Geske JB, Sorajja P, Ommen SR, et al. Variability of left ventricular outflow tract gradient during cardiac catheterization in patients with hypertrophic cardiomyopathy. J Am Coll Cardiol Intv. 2011(4):704-709.

[3] Prasad M, Geske JB, Sorajja P, et al. Hemodynamic changes in systolic and diastolic function during isoproterenol challenge predicts symptomatic response to myectomy in hypertrophic cardiomyopathy with labile obstruction. Catheter Cardiovasc Interv. 2016(88):962-970.

[4] Elesber A, Nishimura RA, Rihal CS, et al. Utility of isoproterenol to provoke outflow tract gradients in patients with hypertrophic cardiomyopathy. Am J Cardiol. 2008(101):516-520.

[5] Sorajja P, Ommen SR, Nishimura RA, et al. Adverse prognosis of patients with hypertrophic

cardiomyopathy who have epicardial coronary artery disease. Circulation. 2003(108):2342–2348.

[6] Thalji NM, Suri RM, Daly RC, et al. Assessment of coronary artery disease risk in 5463 patients undergoing cardiac surgery: when is preoperative coronary angiography necessary? J Thorac Cardiovasc Surg. 2013(146):1055−1063.

7 运动负荷试验

7.1 对应用运动负荷试验的建议

（1）对于超声心动图检查静息或激发流出道最大压差 $\geqslant 50$ mmHg 且有 HCM 症状的患者，建议采用运动超声心动图检查识别和量化左心室流出道动态性梗阻[1-6]。

建议分类：1 类；证据水平：B 级 - 非随机证据

（2）对于非梗阻性 HCM 合并晚期心衰（NYHA 功能Ⅲ～Ⅳ级）患者，应进行心肺运动负荷测试，量化功能限制的程度，帮助患者选择心脏移植或机械循环支持[7-9]。

建议分类：1 类；证据水平：B 级 - 非随机证据

（3）对于 HCM 患儿，无论有无症状，建议进行运动负荷试验，以明确其心脏功能状况并提供预后信息[10]。

建议分类：1 类；证据水平：B 级 - 非随机证据

（4）对于 HCM 患儿，运动负荷试验有助于评估心脏功能，并作为初次评估的一部分以提供预后信息[9,11,12]。

建议分类：2a 类；证据水平：B 级 - 非随机证据

（5）对于超声心动图检查静息或激发流出道最大压差 < 50 mmHg 的无症状 HCM 患者，运动负荷超声心动图检查适用于识别和量化左心室流出道动态性梗阻[1,3-6,13,14]。

建议分类：2a 类；证据水平：C 级 - 证据有限

（6）对于梗阻性 HCM 和心脏功能不明确的患者，运动负荷试验有助于指导治疗（图 5-1）[15,16]。

建议分类：2b 类；证据水平：C 级 - 证据有限

（7）对于功能或症状不明确的 HCM 患者，可每 2～3 年进行一次运动负荷试验（图 5-1）。

建议分类：2b 类；证据水平：C 级 - 专家共识

7.2　建议的核心

运动负荷试验可以安全地应用于 HCM 患者，并提供有关心脏功能衰退的严重程度和机制方面的信息。运动能力低预示着不良事件，包括成人和儿童的死亡、心衰和室性心律失常。如果存在静息超声心电图和（或）室壁运动异常，运动负荷试验评估心肌缺血的准确性可能会受到限制。相反，使用单光子或正电子发射断层扫描的心肌灌注成像对心外膜冠状动脉疾病的假阳性发现率较高，50% 以上的患者可被检测到灌注异常，其中大多数患者没有明显的心外膜冠状动脉疾病。对于临床高度怀疑伴有心肌缺血的 HCM 患者，应考虑进行冠状动脉造影。不建议使用多巴酚丁胺诱发试验，因为缺血诊断的准确性有限，并且诱发的腔内压差是非生理性的。

7.3　建议的循证学证据

（1）一般情况下，出现左心室流出道梗阻症状时，静息或激发试验的压差需要 > 50 mmHg。左心室流出道压差呈动态变化。静息超声心动图检查可能会遗漏多达 50% 的梗阻性疾病患者[17]，并且由于医生指导的动作患者难以做到高度统一，从静息状态到激发左心室流出道压差（如 Valsalva 动作）所得出的数值通常也不同。负荷超声心动图最能反映激发状态下的生理情况，对于基线超声心动图未能确定是否存在左心室流出道梗阻及其严重程度的患者，负荷超声心动图检查是最佳选择[1,3-6]。餐后运动试验也可能有效，特别是对于在餐后症状加重的患者[18]。由于年幼的患儿不能配合进行运动试验，运动试验只适用于年龄 > 7 岁的患儿。

（2）心肺功能运动试验是症状明显，尤其是考虑心脏移植的重症患者的标准评估方法[7-9]。

（3）对于没有接受心脏移植的 HCM 患儿，运动诱发的缺血性心电图变化和异常血压反应提示患儿存活率较低[10]，并且心脏猝死风险较高。运动试验只适用于年龄较大的患儿，特别是年龄 > 7 岁的患儿，或者能够配合运动试验的患儿。

（4）运动负荷试验提供了有关功能限制的严重程度及其机制的信息，如诱发性左心室流出道梗阻、血压反应异常、变时性功能不全、心律失常、缺血和（或）心率储备降低。有条件时，最好使用心肺功能运动试验同时测量患者呼吸交换比。一项样本量超过 9000 例患者的研究显示，峰值氧耗量和亚极量运动参数（如通气效率和无氧阈值）的降低，与发展为严重心衰和增加全因死亡率相关[9,11,12]。

（5）对于无症状的患者，明确其在静息或激发状态下是否存在左心室流出道梗阻，可以全面地了解其病理生理过程；了解其是否存在隐匿性梗阻可为其提供更适当的健康建议（如避免脱水）以及合并疾病的治疗方法（例如，高血压患者避免选择利尿剂或血管扩张剂）[1,3-6]。

（6）对于接受室间隔切除术的有症状的左心室流出道梗阻患者，若其术前最大摄氧量较低和术后最大摄氧量无改善（尽管左心室流出道梗阻消失），则死亡率较高[15,16]。因此，根据患者的年龄和性别的相应标准，对于使用或不使用心肺功能运动试验显示的运动能力显著降低，可能都要尽早考虑采用有创治疗以缓解左心室流出道梗阻。

（7）根据患者的年龄和性别的相应标准，运动能力下降则应考虑是否进行更高级别的治疗，尤其是在患者的临床病史不明确时。

参考文献

[1] Joshi S, Patel UK, Yao SS, et al. Standing and exercise Doppler echocardiography in obstructive hypertrophic cardiomyopathy: the range of gradients with upright activity. J Am Soc Echocardiogr. 2011(24):75-82.

[2] Maron MS, Olivotto I, Zenovich AG, et al. Hypertrophic cardiomyopathy is predominantly a disease of left ventricular outflow tract obstruction. Circulation. 2006(114):2232-2239.

[3] Ayoub C, Geske JB, Larsen CM, et al. Comparison of Valsalva maneuver, amyl nitrite, and exercise echocardiography to demonstrate latent left ventricular outflow obstruction in hypertrophic cardiomyopathy. Am J Cardiol. 2017(120):2265-2271.

[4] Jensen MK, Havndrup O, Pecini R, et al. Comparison of Valsalva manoeuvre and exercise in echocardiographic evaluation of left ventricular outflow tract obstruction in hypertrophic cardiomyopathy. Eur J Echocardiogr. 2010(11):763-769.

[5] Reant P, Dufour M, Peyrou J, et al. Upright treadmill vs. semi-supine bicycle exercise echocardiography to provoke obstruction in symptomatic hypertrophic cardiomyopathy: a pilot study. Eur Heart J Cardiovasc Imaging. 2018(19):31-38.

[6] Shah JS, Esteban MTT, Thaman R, et al. Prevalence of exercise-induced left ventricular outflow tract obstruction in symptomatic patients with non-obstructive hypertrophic cardiomyopathy. Heart. 2008(94):1288-1294.

[7] Coats CJ, Rantell K, Bartnik A, et al. Cardiopulmonary exercise testing and prognosis in hypertrophic cardiomyopathy. Circ Heart Fail. 2015(8):1022-1031.

[8] Magrì D, Re F, Limongelli G, et al. Heart failure progression in hypertrophic

cardiomyopathy—possible insights from cardiopulmonary exercise testing. Circ J. 2016(80):2204−2211.

[9] Bayonas−Ruiz A, Muñoz−Franco FM, Ferrer V, et al. Cardiopulmonary exercise test in patients with hypertrophic cardiomyopathy: a systematic review and meta−analysis. J Clin Med. 2021(10):2312.

[10] Conway J, Min S, Villa C, et al. The prevalence and association of exercise test abnormalities with sudden cardiac death and transplant−free survival in childhood hypertrophic cardiomyopathy. Circulation. 2023(147):718−727.

[11] Ciampi Q, Olivotto I, Peteiro J, et al. Prognostic value of reduced heart rate reserve during exercise in hypertrophic cardiomyopathy. J Clin Med. 2021(10):1347.

[12] Rodrigues T, Raposo SC, Brito D, et al. Prognostic relevance of exercise testing in hypertrophic cardiomyopathy. A systematic review. Int J Cardiol. 2021(339):83−92.

[13] Maron MS, Olivotto I, Betocchi S, et al. Effect of left ventricular outflow tract obstruction on clinical outcome in hypertrophic cardiomyopathy. N Engl J Med. 2003(348):295−303.

[14] Marwick TH, Nakatani S, Haluska B, et al. Provocation of latent left ventricular outflow tract gradients with amyl nitrite and exercise in hypertrophic cardiomyopathy. Am J Cardiol. 1995(75):805−809.

[15] Cui H, Schaff HV, Olson TP, et al. Cardiopulmonary exercise test in patients with obstructive hypertrophic cardiomyopathy. J Thorac Cardiovasc Surg. 2022. S0022−5223(22)00619−5.

[16] Smith JR, Layrisse V, Medina−Inojosa JR, et al. Predictors of exercise capacity following septal myectomy in patients with hypertrophic cardiomyopathy. Eur J Prev Cardiol. 2020(27):1066−1073.

[17] Woo A, Williams WG, Choi R, et al. Clinical and echocardiographic determinants of long−term survival after surgical myectomy in obstructive hypertrophic cardiomyopathy. Circulation. 2005(111):2033−2041.

[18] Feiner E, Arabadjian M, Winson G, et al. Post−prandial upright exercise echocardiography in hypertrophic cardiomyopathy. J Am Coll Cardiol. 2013(61):2487−2488.

8 遗传学和家系筛查

8.1 对遗传学和家系筛查的建议

（1）对于 HCM 患者，要将三代家族遗传学评估作为初始评估的一部分[1-7]。

建议分类：1 类；证据水平：B 级 - 非随机证据

（2）基因检测有利于阐明 HCM 患者的遗传背景，从而有助于识别有 HCM 患病风险的患者家族成员（级联基因检测）[8-11]。

建议分类：1 类；证据水平：B 级 - 非随机证据

（3）对于临床表现不典型的 HCM 患者，或怀疑患者有其他遗传疾病时，要进行 HCM 基因检测和其他不明原因的心肌肥厚遗传原因（HCM 表型）检查[12-14]。

建议分类：1 类；证据水平：B 级 - 非随机证据

（4）对于选择接受基因检测的 HCM 患者，由心血管疾病遗传学专家进行检测前和检测后的遗传评估，在共同决策过程中与患者讨论治疗的风险、获益、结果和基因检测的临床意义[1-3,15]。

建议分类：1 类；证据水平：B 级 - 非随机证据

（5）在 HCM 患者进行基因检测时，要将 HCM 致病基因作为初始基因进行检测[8,11,16,17]。

建议分类：1 类；证据水平：B 级 - 非随机证据

（6）对 HCM 患者的直系亲属，建议对其进行临床筛查（心电图和二维超声心动图）和级联基因检测（在先证者中发现致病性 / 可能致病性变异时）[3,7,12,18-20]。

建议分类：1 类；证据水平：B 级 - 非随机证据

（7）在死亡原因不明的患者的家族中，若患者死后被诊断为 HCM，在其死亡后进行基因检测有助于对其直系亲属进行基因检测和临床筛查[21,22]。

建议分类：1 类；证据水平：B 级 - 非随机证据

（8）对于基因检测结果为 HCM 的患者，应重新评估变异的临床意义并重新分类，还应评估其家族成员的诊断和级联基因检测的结果[23-25]（图 5-1、图 5-2）。

建议分类：1 类；证据水平：B 级 - 非随机证据

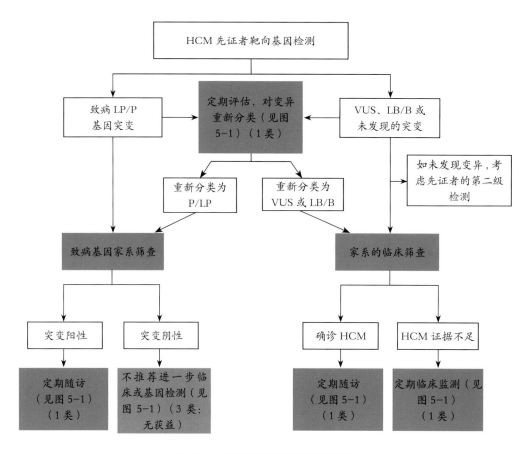

图 5-2　HCM 的基因检测流程

（9）对于 HCM 患者的家族成员，建议提供孕前、产前和生殖的遗传咨询[1-3,15]。

建议分类：1 类；证据水平：B 级－非随机证据

（10）目前尚不明确基因检测在 HCM 患者心脏性猝死风险评估中的作用[10,25-27]。

建议分类：2b 类；证据水平：B 级－非随机证据

（11）在变异意义不确定的 HCM 患者中，对不明确的表型阴性亲属进行临床基因检测，可以对变异重新进行分类[4,7,8,28]。

建议分类：2b 类；证据水平：B 级－非随机证据

（12）对于基因检测未发现致病性变体（即仅含有良性／可能的良性变体）的 HCM 患者，家族基因检测技术无价值[4,8-10]。

建议分类：3 类－无获益；证据水平：B 级－非随机证据

（13）在基因型阳性 HCM 家族中，不需要进行临床检测筛查基因型阴性的亲属，除非随访期间致病变异被降级为变异意义不明确或良性变异[23,29-32]。

建议分级：3 类 - 无获益；证据水平：B 级 - 非随机证据

有强烈循证学证据的 HCM 基因包括 MYH7、MYBPC3、TNNI3、TNNT2、TPM1、MYL2、MYL3 和 ACTC1。

8.2 建议的核心

基因检测对 HCM 患者及其亲属的诊断和治疗非常重要。大多数情况下，HCM 是常染色体显性遗传，后代有 50% 的可能遗传相同的致病基因。基因检测是 HCM 患者的临床标准处理流程的一部分，包括检测前后有关基因知识的咨询，这需要由从事心脏基因研究的专家或心血管遗传学知识丰富的专家完成。了解 HCM 和疑似心脏性猝死事件的多代（最好至少三代）家族史信息至关重要。医生应告知患者遗传性疾病[33]对其心理、社交、法律、伦理和职业等方面存在潜在的影响。在理想情况下，遗传评估应当由具有遗传咨询和检测条件的经验丰富的多学科 HCM 中心完成[1]。

8.3 建议的循证学证据

（1）询问患者家族史可以发现临床受影响和有风险的患者家庭成员、疾病遗传模式、患者家族内血缘关系以及患者亲属有无心脏性猝死事件风险。这些结果不仅与家族中 HCM 患者的诊断和治疗有关，也与后续对其高风险家族成员进行临床的遗传筛查有关[23-25]。

（2）检测 HCM 患者的基因可以带来诸多临床获益，包括确诊、临床前诊断、家族中的级联基因检测以及生育指导[8-11]。对患者家族成员进行级联基因检测可识别出哪些亲属携带致病的变异基因并进行长期监测。

（3）如果临床上怀疑存在某些系统性疾病的表型特征，包括糖原贮积病（PRKAG2）、Danon 病（LAMP2）[13]、Fabry 病（GLA）[34]、转甲状腺素蛋白白心肌淀粉样变性和 RAS 信号通路相关综合征，要将这些与 HCM 表型相关的基因纳入优先检测范围。在某些情况下，基因检测结果可能会影响相关疾病的处理方案，例如，对 Fabry 病患者要进行酶替代治疗，对 Danon 病患者需要更积极的临床处理。

（4）检测前的遗传咨询非常重要，要确保接受基因检测的患者充分理解其中（发现疾病的遗传原因）的利弊（包括与社交心理、伦理和保险相关的利弊）。检测后进行遗传咨询，可以更明确地解释基因检测结果，包括是否确定致病基因或可能的致病基因，以及阳性或阴性结果对个人和家庭的影响[1-3,15]。

（5）HCM 是一种累及肌节的疾病，因此，一线基因检测主要是对有显著证据的 HCM 致病基因进行的批量检测[11]。可以采取各种技术进行基因检测，包括基因批量检测、外显子组测序或全基因组测序。基因批量检测通常包括 MYH7、MYBPC3、TNNI3、TNNT2、TPM1、MYL2、MYL3 和 ACTC1 等 8 个肌节基因的检测，在约 30% 的散发性病例和约 60% 的家族性病例中能够发现这些典型的变异基因[4,8-10]。在这种情况下，扩大基因批量检测通常不能增加诊断价值[8,17]。通常在患者病情初发时便启动基因检测[8]。如果进行靶向批量测试后没有发现致病基因，外显子组测序可以作为二线检测手段，在临床或研究基础上提供遗传咨询。但应当向患者解释清楚的是，目前外显子组测序的诊断率通常很低，可能会偶然发现研究疾病以外的其他疾病的易感基因。在多达 40% 的 HCM 患者中，既没有发现编码肌节的基因变异，也没有发现相关家族病史[26]。识别出意义不明确的变异虽不能应用于临床实践，但可以在科研层面进行进一步研究，明确变异基因的致病性（例如，通过家庭成员的共种族分离分析、父母的 DNA 测试以确定意义不明确的变异是否为原发性的，以及是否产生影响）。

（6）在基因检测之后，其结果（致病基因或可能的致病基因）可以为拟诊患者提供明确的诊断，并可以对其高风险家庭成员进行检测[3,7,12,18,19]。级联检测是指对拟诊患者直系亲属进行有针对性的检测，即检测在拟诊患者身上发现的致病基因或可能存在的致病基因。不携带致病基因的拟诊患者亲属，不需要接受长期监测。而携带致病基因的拟诊患者亲属，则应定期进行临床筛查。如果 HCM 患者没有进行基因检测或者基因检测呈阴性（即没有发现致病基因或可能的致病基因），其亲属也需要定期进行临床筛查，因为同一家族中成员的发病年龄和疾病进展程度存在相当大的表型差异。

（7）可以在解剖患者尸体时采集其血液或组织，进行 HCM 相关基因的检测，特别是在不确定家族性的致病基因并且没有其他已发病的家庭成员在世的情况下[21,35,36]。考虑到检测成本和保险覆盖范围，对尸体进行分子生物学检测要因地而异。如前所述，确定 HCM 的致病基因或可能的致病基因不仅可以明确诊断结果，还可以对其他存在风险的患者亲属进行级联遗传检测。

（8）要根据美国医学遗传学与基因组学学会制定的标准[16]确定某一基因变异是否为致病基因。这一标准来自大量的群体证据，并且可能随着时间的推移而改变。这强调了每隔几年对变异株进行定期的重新评估的重要性，以防变异株被重新分类（即升级为可能的致病基因或致病基因），在这种情况下，该基因变异可以用于家族级联遗传检测。如果降级为重要性不明确的变异、可能良性或良性的变异株，则家族级联遗传检测恢复为定期临床监测即可[23-25]。有研究报告显示，11% 的 HCM 基因变异在 6 年的时间里被降级或升级，这也改变了对 HCM 患者家庭成员进行级联筛查的必要性[29]。基于此，多学科专业会诊变得非常重要，不仅要进行基因检测并解释结果，而且要在随访期间定期重新评估基因变异是否有致病水平[23,24]。美国医学遗传学与基因组学学会有专门的指南，用于建议临床实验室实施基于患者或其家庭成员的表型信息，以重新评估基因变异的意义[32]。美国医学遗传学与基因组学学会还强调，要告知接受基因检测的患者，对于基因的解释可能会随着时间的推移而改变，并将更新的结果告知患者[31]。

（9）研究发现，在常染色体显性遗传的 HCM 中，患者有一半的可能将致病基因遗传给后代，但是外显率的差异可能会导致是否发病和临床表现严重程度方面的差异[37]。产前遗传咨询可以计算出疾病发生风险，有助于患者选择生育策略[1-3,15]。这些策略包括体外受精与受精卵植入前的基因诊断、产前基因筛查和产后基因检测。可以与患者讨论并告知其每种策略的利弊，这样个人或夫妻就可以在充分知情的情况下做出相关决定。

（10）虽然一些证据表明，携带 > 1 种致病基因或者可能致病基因的个体病情（包括心脏性猝死）或许更严重，但仍不确定基因检测结果在心脏性猝死风险评估中的作用，因此结论尚未用于临床。同样，孤立的基因结果也不会影响 HCM 患者是否植入 ICD 的决策。有几项研究显示，携带编码肌节的致病基因或者可能致病基因的 HCM 患者，与无该基因变异的 HCM 患者相比，预后更差[10,12,25,27,38]，这包括发病更早，心脏性猝死、房颤、室性心律失常、心衰的发病率更高，总体死亡率更高[10,12,25,27,38]。患儿肌节变异体与心脏猝死有密切的联系，其相关检测数据已被列入检测心脏性猝死风险的工具之一[38]。

（11）若家族中有明确的 HCM 表型者，通常首先检测 HCM 表型患者。如果拟诊 HCM 患者存在一个明确的致病基因或可能的致病基因，那么可以对存在风险的患者亲属进行级联基因检测。在不清楚拟诊 HCM 患者的致病基因的情况下，对表型阴性的患者亲属进行基因检测，则很难确定 HCM 的遗传变异情况。在这种情况下，即使基因检测为阴性，也应当进行临床筛查[4,7,8,28]。在拟诊 HCM 患者中就算发现了意义不明确的基因变异也不能用于临床实践，但可以在科研层面进行进一步研究，以明确变异基因的致病性（例如，通过家庭成员的共种族分离分析，确定意义不明确的基因变异是否为原发性的并且是否产生影响）。值得一提的是，以上筛查、评估要在心血管遗传学家的指导下进行。

（12）如果基因检测不能确定 HCM 患者的致病基因（即仅发现了良性或可能呈良性的变异），没有证据表明需要对其家庭成员进行基因检测，发现这类变异也不会改变临床决策（包括是否继续进行临床筛查）[4,8-10]。

（13）对于基因型阳性 HCM 患者的基因型阴性的亲属，无需进行进一步临床随访。随着时间的推移及认识的加深，既往检测出致病基因或者可能致病基因可能在当时被降级为意义不明确的变异或良性变异[23,29,30]。在这种情况下，需要告知先前因基因结果无异常而解除临床监测的亲属，并对其重新进行定期临床筛查[31,32]。

参考文献

[1] Ahmad F, McNally EM, Ackerman MJ, et al. Establishment of specialized clinical cardiovascular genetics programs: recognizing the need and meeting standards: a scientific statement from the American Heart Association. Circ Genom Precis Med. 2019(12):e000054.

[2] Charron P, Arad M, Arbustini E, et al. Genetic counselling and testing in cardiomyopathies: a position statement of the European Society of Cardiology Working Group on Myocardial and Pericardial Diseases. Eur Heart J. 2010(31):2715−2726.

[3] Maron BJ, Maron MS, Semsarian C. Genetics of hypertrophic cardiomyopathy after 20 years: clinical perspectives. J Am Coll Cardiol. 2012(60):705−715.

[4] Ingles J, Sarina T, Yeates L, et al. Clinical predictors of genetic testing outcomes in hypertrophic cardiomyopathy. Genet Med. 2013(15):972−977.

[5] van Velzen HG, Schinkel AFL, Baart SJ, et al. Outcomes of contemporary family screening in hypertrophic cardiomyopathy. Circ Genom Precis Med. 2018(11):e001896.

[6] Ranthe MF, Carstensen L, Oyen N, et al. Risk of cardiomyopathy in younger persons with a family history of death from cardiomyopathy: a nationwide family study in a cohort of 3.9 million persons. Circulation. 2015(132):1013−1019.

[7] Lafreniere−Roula M, Bolkier Y, Zahavich L, et al. Family screening for hypertrophic cardiomyopathy: is it time to change practice guidelines? Eur Heart J. 2019(40):3672−3681.

[8] Alfares AA, Kelly MA, McDermott G, et al. Results of clinical genetic testing of 2912 probands with hypertrophic cardiomyopathy: expanded panels offer limited additional sensitivity. Genet Med. 2015(17):880−888.

[9] Bagnall RD, Ingles J, Dinger ME, et al. Whole genome sequencing improves outcomes of genetic testing in patients with hypertrophic cardiomyopathy. J Am Coll Cardiol.

2018(72):419−429.

[10] Ho CY, Day SM, Ashley EA, et al. Genotype and lifetime burden of disease in hypertrophic cardiomyopathy: insights from the Sarcomeric Human Cardiomyopathy Registry (SHaRE). Circulation. 2018(138):1387−1398.

[11] Ingles J, Goldstein J, Thaxton C, et al. Evaluating the clinical validity of hypertrophic cardiomyopathy genes. Circ Genom Precis Med. 2019(12):e002460.

[12] Ingles J, Burns C, Funke B. Pathogenicity of hypertrophic cardiomyopathy variants: a path forward together. Circ Cardiovasc Genet. 2017(10):e001916.

[13] Maron BJ, Roberts WC, Arad M, et al. Clinical outcome and phenotypic expression in LAMP2 cardiomyopathy. JAMA. 2009(301):1253−1259.

[14] Desai MY, Ommen SR, McKenna WJ, et al. Imaging phenotype versus genotype in hypertrophic cardiomyopathy. Circ Cardiovasc Imaging. 2011(4):156−168.

[15] Ingles J, Yeates L, Semsarian C. The emerging role of the cardiac genetic counselor. Heart Rhythm. 2011(8):1958−1962.

[16] Richards S, Aziz N, Bale S, et al. Standards and guidelines for the interpretation of sequence variants: a joint consensus recommendation of the American College of Medical Genetics and Genomics and the Association for Molecular Pathology. Genet Med. 2015(17):405−424.

[17] Ouellette AC, Mathew J, Manickaraj AK, et al. Clinical genetic testing in pediatric cardiomyopathy: is bigger better? Clin Genet. 2018(93):33−40.

[18] Jensen MK, Havndrup O, Christiansen M, et al. Penetrance of hypertrophic cardiomyopathy in children and adolescents: a 12−year follow−up study of clinical screening and predictive genetic testing. Circulation. 2013(127):48−54.

[19] Morita H, Rehm H.L, Menesses A, et al. Shared genetic causes of cardiac hypertrophy in children and adults. N Engl J Med. 2008(358):1899−1908.

[20] Christiaans I, Birnie E, Bonsel GJ, et al. Manifest disease, risk factors for sudden cardiac death, and cardiac events in a large nationwide cohort of predictively tested hypertrophic cardiomyopathy mutation carriers: determining the best cardiological screening strategy. Eur Heart J. 2011(32):1161−1170.

[21] Semsarian C, Ingles J, Wilde AAM. Sudden cardiac death in the young: the molecular autopsy and a practical approach to surviving relatives. Eur Heart J. 2015(36):1290−1296.

[22] Bagnall RD, Weintraub RG, Ingles J, et al. A prospective study of sudden cardiac death among children and young adults. N Engl J Med. 2016(374):2441−2452.

[23] Das KJ, Ingles J, Bagnall RD, et al. Determining pathogenicity of genetic variants in hypertrophic cardiomyopathy: importance of periodic reassessment. Genet Med. 2014(16):286−293.

[24] Manrai AK, Funke BH, Rehm HL, et al. Genetic misdiagnoses and the potential for health disparities. N Engl J Med. 2016(375):655−665.

[25] Mathew J, Zahavich L, Lafreniere−Roula M, et al. Utility of genetics for risk stratification in pediatric hypertrophic cardiomyopathy. Clin Genet. 2018(93):310−319.

[26] Ingles J, Burns C, Bagnall RD, et al. Nonfamilial hypertrophic cardiomyopathy: prevalence, natural history, and clinical implications. Circ Cardiovasc Genet. 2017(10):e001620.

[27] Ingles J, Doolan A, Chiu C, et al. Compound and double mutations in patients with hypertrophic cardiomyopathy: implications for genetic testing and counselling. J Med Genet. 2005(42):e59.

[28] Norrish G, Jager J, Field E, et al. Yield of clinical screening for hypertrophic cardiomyopathy in child first−degree relatives: evidence for a change in paradigm. Circulation. 2019(140):184−192.

[29] Aronson SJ, Clark EH, Varugheese M, et al. Communicating new knowledge on previously reported genetic variants. Genet Med. 2012(14):713−719.

[30] Semsarian C, Ingles J, Maron MS, et al. New perspectives on the prevalence of hypertrophic cardiomyopathy. J Am Coll Cardiol. 2015(65):1249−1254.

[31] David KL, Best RG, Brenman LM, et al. Patient re−contact after revision of genomic test results: points to consider—a statement of the American College of Medical Genetics and Genomics (ACMG). Genet Med. 2019(21):769−771.

[32] Deignan JL, Chung WK, Kearney HM, et al. Points to consider in the reevaluation and reanalysis of genomic test results: a statement of the American College of Medical Genetics and Genomics (ACMG). Genet Med. 2019(21):1267−1270.

[33] Caleshu C, Kasparian NA, Edwards KS, et al. Interdisciplinary psychosocial care for families with inherited cardiovascular diseases. Trends Cardiovasc Med. 2016(26):647−653.

[34] Elliott P, Baker R, Pasquale F, et al. Prevalence of Anderson−Fabry disease in patients with hypertrophic cardiomyopathy: the European Anderson−Fabry Disease survey. Heart. 2011(97):1957−1960.

[35] Rueda M, Wagner JL, Phillips TC, et al. Molecular autopsy for sudden death in the young: is data aggregation the key? Front Cardiovasc Med. 2017(4):72.

[36] Torkamani A, Muse ED, Spencer EG, et al. Molecular autopsy for sudden unexpected death. JAMA. 2016(316):1492−1494.

[37] Garcia J, Tahiliani J, Johnson NM, et al. Clinical genetic testing for the cardiomyopathies and arrhythmias: a systematic framework for establishing clinical validity and addressing genotypic and phenotypic heterogeneity. Front Cardiovasc Med. 2016(3):20.

[38] Miron A, Lafreniere−Roula M, Steve Fan CP, et al. A validated model for sudden cardiac death risk prediction in pediatric hypertrophic cardiomyopathy. Circulation. 2020(142):217−229.

9 基因型阳性和表型阴性

9.1 对评估为基因型阳性、表型阴性患者的建议

（1）对于 HCM 基因型阳性、表型阴性的患者，根据年龄（儿童和青少年每 1～2 年一次，成人每 3～5 年一次）和临床状态的变化，定期进行临床、心电图和心脏影像评估[1-5]。

建议分类：1 类；证据水平：B 级 - 非随机证据

（2）HCM 基因型阳性、表型阴性的患者，可以参加任何强度的竞技运动[6,7]。

建议分类：2a 类；证据水平：B 级 - 非随机证据

（3）HCM 基因型阳性、表型阴性的患者无需植入 ICD 进行一级预防[2-6,8]。

建议分类：3 类 - 无获益；证据水平：B 级 - 非随机证据

9.2 建议的核心

基因型阳性、表型阴性是指携带致病性或可能致病性的 HCM 基因变异，但在心脏影像上没有左心室肥厚证据，学界也将这种情况称为临床前 HCM。从基因诊断到临床出现 HCM 表现的时间在家族内部和家族之间存在很大的差异，因此对这一类人群需要长期和持续的定期随访[1,5,8]。同时，有研究发现，这一类人群虽然没有明显的左心室肥厚，但可能存在心肌劳损、左心室舒张异常、心包隐窝、二尖瓣关闭不全、肌小梁异常、心肌瘢痕、心电图异常和血清 NT-proBNP 水平异常等情况[9-12]。然而，目前尚不明确这些亚临床结构和功能异常的临床意义，因此治疗方案的制定通常不会仅以这些发现为依据。

9.3 建议的循证学证据

（1）对所有年龄段基因型阳性、表型阴性的 HCM 患者家族成员，非常有必要进行 HCM 筛查。曾有小规模的研究显示，大多数基因型阳性 HCM 患者的临床 HCM 发生在青春期或青年期[1,5]。然而，其后有大型研究表明，临床 HCM 可能在较年轻的 HCM 患者家族成员中出现，有 5%～10% 的人在首次筛查时即被

评估为表型阳性，另外有 3% ～ 5% 的人在 18 岁之前发病[2,4,8]。1/3 的临床 HCM 患者在 18 岁之前需要进行药物、手术或器械治疗[4]。基因型阳性的青少年可以发展为表型阳性，因此，筛查随访有必要持续到其成年期。其成年后筛查频率可以降低，因为该病在 18 岁以后的疾病外显率降低[3]。尽管缺乏系统的证据，但大多数医生认为基因型阳性者在中年（约 50 岁）之前都应该定期接受临床筛查，因为即使发病率降低，该病在成年后也有发病的可能。

（2）基因型阳性、表型阴性的患者的猝死事件较为罕见[6]。对于基因型阳性、表型阴性的患者，目前尚无确切的心脏性猝死风险预测模型。一项新近的前瞻性研究未观察到基因型阳性、表型阴性的患者（样本共 126 人）发生心律失常事件，包括那些参与剧烈运动甚至是竞技运动的患者[7]。但也要考虑到患者心脏性猝死家族史和其参与的体育活动类型，以及患者及其家庭的风险承受能力，应由医生与患者及其家人共同商议患者是否适宜参与竞技运动。由于其发生心脏性猝死的风险很低（除非有高风险的心脏性猝死家族史或在参与高强度和冲刺运动前缺乏一定的运动前筛查），表型阴性者一般可以参与竞技运动，也不需进行常规动态心电图检查和运动诱发试验。建议每 1 ～ 2 年评估一次其参加竞技运动的安全性。

（3）鉴于基因型阳性、表型阴性患者发生心脏性猝死的风险较低，ICD 无需作为一级预防措施。同样，对基因型阳性、表型阴性患者，无需进行预防性药物治疗。一项小规模前瞻性随机试验进行 3 年随访后发现，用地尔硫卓进行预防性治疗的基因阳性、表型阴性患者，其左心室舒张功能和厚度有一定的改善[13]。然而，该试验未能评估预防性用药对临床结果的影响。

参考文献

[1] Jensen MK, Havndrup O, Christiansen M, et al. Penetrance of hypertrophic cardiomyopathy in children and adolescents. Circulation. 2013(127):48-54.

[2] Lafreniere-Roula M, Bolkier Y, Zahavich L, et al. Family screening for hypertrophic cardiomyopathy: is it time to change practice guidelines? Eur Heart J. 2019(40):3672-3681.

[3] Maurizi N, Michels M, Rowin EJ, et al. Clinical course and significance of hypertrophic cardiomyopathy without left ventricular hypertrophy. Circulation. 2019(139):830-833.

[4] Norrish G, Jager J, Field E, et al. Yield of clinical screening for hypertrophic cardiomyopathy in child first-degree relatives: evidence for a change in paradigm. Circulation. 2019(140):184-192.

[5] Vermeer AMC, Clur SAB, Blom NA, et al. Penetrance of hypertrophic cardiomyopathy in children who are mutation positive. J Pediatr. 2017(188):91−95.

[6] Christiaans I, Birnie E, Bonsel GJ, et al. Manifest disease, risk factors for sudden cardiac death, and cardiac events in a large nationwide cohort of predictively tested hypertrophic cardiomyopathy mutation carriers: determining the best cardiological screening strategy. Eur Heart J. 2011(32):1161−1170.

[7] Lampert R, Ackerman MJ, Marino BS, et al. Vigorous exercise in patients with hypertrophic cardiomyopathy. JAMA Cardiol. 2023(8):595−605.

[8] Gray B, Ingles J, Semsarian C. Natural history of genotype positive−phenotype negative patients with hypertrophic cardiomyopathy. Int J Cardiol. 2011(152):258−259.

[9] Captur G, Lopes LR, Mohun TJ, et al. Prediction of sarcomere mutations in subclinical hypertrophic cardiomyopathy. Circ Cardiovasc Imaging. 2014(7):863−871.

[10] Ho CY, Day SM, Colan SD, et al. The burden of early phenotypes and the influence of wall thickness in hypertrophic cardiomyopathy mutation carriers: findings from the HCMNet study. JAMA Cardiol. 2017(2):419−428.

[11] Vigneault DM, Yang E, Jensen PJ, et al. Left ventricular strain is abnormal in preclinical and overt hypertrophic cardiomyopathy: cardiac MR feature tracking. Radiology. 2019(290):640−648.

[12] Williams LK, Misurka J, Ho CY, et al. Multilayer myocardial mechanics in genotype−positive left ventricular hypertrophy−negative patients with hypertrophic cardiomyopathy. Am J Cardiol. 2018(122):1754−1760.

[13] Ho CY, Lakdawala NK, Cirino AL, et al. Diltiazem treatment for pre−clinical hypertrophic cardiomyopathy sarcomere mutation carriers: a pilot randomized trial to modify disease expression. J Am Coll Cardiol HF. 2015(3):180−188.

第 6 章

心脏性猝死的风险评估和预防

---

1 成年 HCM 患者心脏性猝死的风险评估

1.1 对成年 HCM 患者的心脏猝死风险评估的建议

（1）首次评估 HCM 患者时，要进行全面、系统的无创心脏性猝死风险评估，此后再次评估（每 1～2 年一次）这些风险因素（图 6-1）[1-25]，包括：

a. 心脏骤停或持续性室性心律失常的个人病史；

b. 临床怀疑心律失常所致的晕厥病史；

c. 早发的 HCM 相关猝死、心脏骤停或持续性室性心律失常的近亲家族史；

d. 最大左心室壁厚度、射血分数和左心室心尖部室壁瘤；

e. 连续动态心电图监测显示非持续性室性心动过速发作。

建议分类：1 类；证据水平：B 级 - 非随机证据

（2）对于没有确诊为心脏性猝死风险高的成年 HCM 患者，或在进行临床评估（包括个人 / 家族史、超声心动图检查和动态心电图监测）后仍不确定是否需植入 ICD 的患者，使用心脏磁共振成像有助于确定其心脏左心室壁最大厚度、射血分数、左心室心尖部室壁瘤和钆晚期增强心肌纤维化程度[1,11,12,15-20]。

建议分类：1 类；证据水平：B 级 - 非随机证据

（3）对于年龄 ≥ 16 岁的 HCM 患者，应用超声心动图评估左心房直径和最大左心室流出道压差，评估其 5 年内猝死风险，再进行共同决策讨论是否植入 ICD[2,22]。

建议分类：2a 类；证据水平：B 级 - 非随机证据

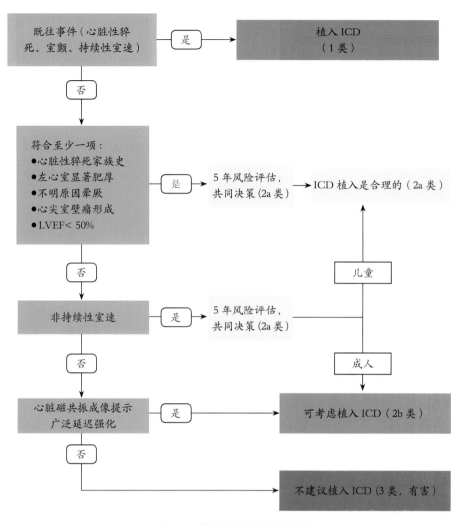

图 6-1　应用 ICD 的患者选择

1.2　建议的核心

　　HCM 是北美地区年轻人心脏性猝死最常见的原因之一[1,2,21,22,26-32]。年轻的 HCM 患者心脏性猝死的风险高于老年患者[6,26-30,33-36]。从目前来看，心脏性猝死风险没有性别或种族的差异[28,29]。几十年来，大量研究聚焦于识别临床高危因素上，并根据这些高危因素对患者进行风险分层，以识别需要植入 ICD 预防心脏性猝死的高风险患者[1-22,26-33,37-61]。这种风险分层策略和 ICD 在临床实践中的应用，大大降低了该病的死亡率[31,32]。根据预测性风险评分，可以评估患者 5 年内的心脏性猝死风险，有助于对成人患者进行风险分层和作出植入 ICD 的决策[2,22,35,61]。考虑到心脏性猝死的风险会持续数十年，因此定期重新评估心脏性猝死风险是对大多数 HCM 患者进行纵向评估的重要组成部分[1,2,6,22,31,32]。

1.3 建议的循证学证据

（1）过往对 HCM 患者的大量观察性研究已经确定了与致命性室性快速心律失常风险增加相关的变量因素 [1-22]。因此，对于 HCM 患者，在其初次就诊时要进行心脏性猝死风险评估，往后每 1 ～ 2 年评估一次，这是评估 HCM 患者心脏性猝死风险的关键 [1,2,31]。心脏性猝死风险评估考虑的因素如下：

①既往是否有心脏骤停或持续性（时间＞ 30 秒或与血流动力学损害相关）室性心律失常史 [1,3]。

②有无直系或其他近亲属在 50 岁以前发生与 HCM 相关的猝死、心脏骤停或持续性室性心律失常的家族史 [1,2,5,6]。

③持续 24 ～ 48 小时的动态心电监测是否显示非持续性室性心动过速 [1,2,6.13,14,22]。

④近期有无疑似因心律失常引起的晕厥（短暂性意识丧失），特别是出现在 6 个月以内的晕厥表现，对预后有重要的预测意义，而超过 5 年以上的发作则意义不大 [1,2,4,22]。

⑤应用心脏影像学确定左心室壁最大厚度 [7,9]、射血分数 [10,21,24,25] 和是否存在带有钆晚期增强提示的透壁瘢痕或心尖室壁瘤 [11,12]。数据显示，稳定的老年 HCM 患者（年龄＞ 60 岁）的心脏性猝死事件发生率较低 [32]，因此，应结合个体情况来决定这部分患者是否需要持续接受风险评估。

（2）心脏磁共振成像可以准确地测量左心室壁最大厚度，并检测部分 HCM 患者的左心室心尖室壁瘤状况 [11,12,15-17]。此外，心脏磁共振成像的钆晚期增强检测到的广泛的心肌纤维化，与致命性室性快速心律失常风险有关 [18-20]。由于这些原因，如果在评估 HCM 患者家族和个人病史、超声心动图检查和动态监测后没有明确证据表明心脏性猝死风险增加，或者风险分层仍不确定，对比增强心脏磁共振成像可进一步明确任何节段的左心室壁最大厚度、射血分数、是否存在左心室心尖室壁瘤，以及钆延迟强化的存在和程度 [1,10-12,15-21,24,25,31]。

（3）为了计算成年 HCM 患者的心脏性猝死 5 年风险预测值，需要连续使用 Doppler 技术评估其左心房内径和最大瞬时左心室流出道压差 [2,22]。心脏性猝死风险评分没有考虑心脏性猝死风险最新的高危因素的影响，包括收缩功能障碍（射血分数 ＜ 50%）、心尖室壁瘤和钆晚期增强。尚不确定这些因素对 HCM 患者 5 年 SCD 风险评估的影响。

参 考 文 献

[1] Maron MS, Rowin EJ, Wessler BS, et al. Enhanced American College of Cardiology/ American Heart Association strategy for prevention of sudden cardiac death in high-risk patients with hypertrophic cardiomyopathy. JAMA Cardiol. 2019(4):644-657.

[2] O'Mahony C, Jichi F, Ommen SR, et al. International External Validation Study of the 2014 European Society of Cardiology Guidelines on Sudden Cardiac Death Prevention in Hypertrophic Cardiomyopathy (EVIDENCE-HCM). Circulation. 2018(137):1015-1023.

[3] Elliott PM, Sharma S, Varnava A, et al. Survival after cardiac arrest or sustained ventricular tachycardia in patients with hypertrophic cardiomyopathy. J Am Coll Cardiol. 1999(33):1596-1601.

[4] Spirito P, Autore C, Rapezzi C, et al. Syncope and risk of sudden death in hypertrophic cardiomyopathy. Circulation. 2009(119):1703-1710.

[5] Bos JM, Maron BJ, Ackerman MJ, et al. Role of family history of sudden death in risk stratification and prevention of sudden death with implantable defibrillators in hypertrophic cardiomyopathy. Am J Cardiol. 2010(106):1481-1486.

[6] Dimitrow PP, Chojnowska L, Rudzinski T, et al. Sudden death in hypertrophic cardiomyopathy: old risk factors re-assessed in a new model of maximalized follow-up. Eur Heart J. 2010(31):3084-3093.

[7] Spirito P, Bellone P, Harris KM, et al. Magnitude of left ventricular hypertrophy and risk of sudden death in hypertrophic cardiomyopathy. N Engl J Med. 2000(342):1778-1785.

[8] Autore C, Bernabò P, Barillà CS, et al. The prognostic importance of left ventricular outflow obstruction in hypertrophic cardiomyopathy varies in relation to the severity of symptoms. J Am Coll Cardiol. 2005(45):1076-1080.

[9] Elliott PM, Gimeno Blanes JR, Mahon NG, et al. Relation between severity of left-ventricular hypertrophy and prognosis in patients with hypertrophic cardiomyopathy. Lancet. 2001(357):420-424.

[10] Harris KM, Spirito P, Maron MS, et al. Prevalence, clinical profile, and significance of left ventricular remodeling in the end-stage phase of hypertrophic cardiomyopathy. Circulation. 2006(114):216-225.

[11] Rowin EJ, Maron BJ, Haas TS, et al. Hypertrophic cardiomyopathy with left ventricular apical aneurysm: implications for risk stratification and management. J Am Coll Cardiol. 2017(69):761-773.

[12] Ichida M, Nishimura Y, Kario K. Clinical significance of left ventricular apical aneurysms in hypertrophic cardiomyopathy patients: the role of diagnostic electrocardiography. J Cardiol. 2014(64):265-272.

[13] Monserrat L, Elliott PM, Gimeno JR, et al. Non-sustained ventricular tachycardia in hypertrophic cardiomyopathy: an independent marker of sudden death risk in young

patients. J Am Coll Cardiol. 2003(42):873−879.

[14] Wang W, Lian Z, Rowin EJ, et al. Prognostic implications of nonsustained ventricular tachycardia in high−risk patients with hypertrophic cardiomyopathy. Circ Arrhythm Electrophysiol. 2017(10):e004604.

[15] Corona−Villalobos CP, Sorensen LL, Pozios I, et al. Left ventricular wall thickness in patients with hypertrophic cardiomyopathy: a comparison between cardiac magnetic resonance imaging and echocardiography. Int J Cardiovasc Imaging. 2016(32):945−954.

[16] Bois JP, Geske JB, Foley TA, et al. Comparison of maximal wall thickness in hypertrophic cardiomyopathy differs between magnetic resonance imaging and transthoracic echocardiography. Am J Cardiol. 2017(119):643−650.

[17] Maron MS, Lesser JR, Maron BJ. Management implications of massive left ventricular hypertrophy in hypertrophic cardiomyopathy significantly underestimated by echocardiography but identified by cardiovascular magnetic resonance. Am J Cardiol. 2010(105):1842−1843.

[18] Weng Z, Yao J, Chan RH, et al. Prognostic value of LGE−CMR in HCM: a meta−analysis. J Am Coll Cardiol Img. 2016(9):1392−1402.

[19] Chan RH, Maron BJ, Olivotto I, et al. Prognostic value of quantitative contrast−enhanced cardiovascular magnetic resonance for the evaluation of sudden death risk in patients with hypertrophic cardiomyopathy. Circulation. 2014(130):484−495.

[20] Mentias A, Raeisi−Giglou P, Smedira NG, et al. Late gadolinium enhancement in patients with hypertrophic cardiomyopathy and preserved systolic function. J Am Coll Cardiol. 2018(72):857−870.

[21] Ismail TF, Jabbour A, Gulati A, et al. Role of late gadolinium enhancement cardiovascular magnetic resonance in the risk stratification of hypertrophic cardiomyopathy. Heart. 2014(100):1851−1858.

[22] O'Mahony C, Jichi F, Pavlou M, et al. A novel clinical risk prediction model for sudden cardiac death in hypertrophic cardiomyopathy (HCM risk−SCD). Eur Heart J. 2014(35):2010−2020.

[23] Binder J, Attenhofer Jost CH, Klarich KW, et al. Apical hypertrophic cardiomyopathy: prevalence and correlates of apical outpouching. J Am Soc Echocardiogr. 2011(24):775−781.

[24] Rowin E.J, Maron BJ, Carrick RT, et al. Outcomes in patients with hypertrophic cardiomyopathy and left ventricular systolic dysfunction. J Am Coll Cardiol. 2020(75):3033−3043.

[25] Marstrand P, Han L, Day SM, et al. Hypertrophic Cardiomyopathy with Left Ventricular Systolic Dysfunction: Insights from the SHaRe Registry. Circulation. 2020: 1371−1383.

[26] Maron BJ, Spirito P, Shen WK, et al. Implantable cardioverter−defibrillators and prevention of sudden cardiac death in hypertrophic cardiomyopathy. JAMA. 2007(298):405−412.

[27] Vriesendorp PA, Schinkel AFL, Van Cleemput J, et al. Implantable cardioverter-defibrillators in hypertrophic cardiomyopathy: patient outcomes, rate of appropriate and inappropriate interventions, and complications. Am Heart J. 2013(166):496−502.

[28] Wells S, Rowin EJ, Bhatt V, et al. Association between race and clinical profile of patients referred for hypertrophic cardiomyopathy. Circulation. 2018(137):1973−1975.

[29] Olivotto I, Maron MS, Adabag AS, et al. Gender−related differences in the clinical presentation and outcome of hypertrophic cardiomyopathy. J Am Coll Cardiol. 2005(46):480−487.

[30] Elliott PM, Poloniecki J, Dickie S, et al. Sudden death in hypertrophic cardiomyopathy: identification of high risk patients. J Am Coll Cardiol. 2000(36):2212−2218.

[31] Maron BJ, Rowin EJ, Casey SA, et al. Hypertrophic cardiomyopathy in adulthood associated with low cardiovascular mortality with contemporary management strategies. J Am Coll Cardiol. 2015(65):1915−1928.

[32] Maron BJ, Rowin EJ, Casey SA, et al. Risk stratification and outcome of patients with hypertrophic cardiomyopathy ≥ 60 years of age. Circulation. 2013(127):585−593.

[33] Ostman−Smith I, Wettrell G, Keeton B, et al. Age− and gender−specific mortality rates in childhood hypertrophic cardiomyopathy. Eur Heart J. 2008(29):1160−1167.

[34] Maron BJ. Risk stratification and role of implantable defibrillators for prevention of sudden death in patients with hypertrophic cardiomyopathy. Circ J. 2010(74):2271−2282.

[35] Miron A, Lafreniere−Roula M, Steve Fan CP, et al. A validated model for sudden cardiac death risk prediction in pediatric hypertrophic cardiomyopathy. Circulation. 2020(142):217−229.

[36] Norrish G, Ding T, Field E, et al. Development of a novel risk prediction model for sudden cardiac death in childhood hypertrophic cardiomyopathy (HCM Risk−Kids). JAMA Cardiol. 2019(4):918−927.

[37] Romeo F, Cianfrocca C, Pelliccia F, et al. Long−term prognosis in children with hypertrophic cardiomyopathy: an analysis of 37 patients aged less than or equal to 14 years at diagnosis. Clin Cardiol. 1990(13):101−107.

[38] Yetman AT, Hamilton RM, Benson LN, et al. Long−term outcome and prognostic determinants in children with hypertrophic cardiomyopathy. J Am Coll Cardiol. 1998(32):1943−1950.

[39] McMahon CJ, Nagueh SF, Pignatelli RH, et al. Characterization of left ventricular diastolic function by tissue Doppler imaging and clinical status in children with hypertrophic cardiomyopathy. Circulation. 2004(109):1756−1762.

[40] Nugent AW, Daubeney PEF, Chondros P, et al. Clinical features and outcomes of childhood hypertrophic cardiomyopathy: results from a national population−based study. Circulation. 2005(112):1332−1338.

[41] Ostman−Smith I, Wettrell G, Keeton B, et al. Echocardiographic and electrocardiographic

identification of those children with hypertrophic cardiomyopathy who should be considered at high−risk of dying suddenly. Cardiol Young. 2005(15):632−642.

[42] Colan SD, Lipshultz SE, Lowe AM, et al. Epidemiology and cause−specific outcome of hypertrophic cardiomyopathy in children: findings from the Pediatric Cardiomyopathy Registry. Circulation. 2007(115):773−781.

[43] Kaski JP, Tomé Esteban MT, Lowe M, et al. Outcomes after implantable cardioverter−defibrillator treatment in children with hypertrophic cardiomyopathy. Heart. 2007(93):372−374.

[44] Decker JA, Rossano JW, Smith EO, et al. Risk factors and mode of death in isolated hypertrophic cardiomyopathy in children. J Am Coll Cardiol. 2009(54):250−254.

[45] Maskatia SA, Decker JA, Spinner JA, et al. Restrictive physiology is associated with poor outcomes in children with hypertrophic cardiomyopathy. Pediatr Cardiol. 2012(33):141−149.

[46] Moak JP, Leifer ES, Tripodi D, et al. Long−term follow−up of children and adolescents diagnosed with hypertrophic cardiomyopathy: risk factors for adverse arrhythmic events. Pediatr Cardiol. 2011(32):1096−1105.

[47] Hickey EJ, McCrindle BW, Larsen SH, et al. Hypertrophic cardiomyopathy in childhood: disease natural history, impact of obstruction, and its influence on survival. Ann Thorac Surg. 2012(93):840−848.

[48] Chaowu Y, Shihua Z, Jian L, et al. Cardiovascular magnetic resonance characteristics in children with hypertrophic cardiomyopathy. Circ Heart Fail. 2013(6):1013−1020.

[49] Lipshultz SE, Orav EJ, Wilkinson JD, et al. Risk stratification at diagnosis for children with hypertrophic cardiomyopathy: an analysis of data from the Pediatric Cardiomyopathy Registry. Lancet. 2013(382):1889−1897.

[50] Kamp AN, Von Bergen NH, Henrikson CA, et al. Implanted defibrillators in young hypertrophic cardiomyopathy patients: a multicenter study. Pediatr Cardiol. 2013(34):1620−1627.

[51] Maron BJ, Spirito P, Ackerman MJ, et al. Prevention of sudden cardiac death with implantable cardioverter−defibrillators in children and adolescents with hypertrophic cardiomyopathy. J Am Coll Cardiol. 2013(61):1527−1535.

[52] Smith BM, Dorfman AL, Yu S, et al. Clinical significance of late gadolinium enhancement in patients <20 years of age with hypertrophic cardiomyopathy. Am J Cardiol. 2014(113):1234−1239.

[53] El−Saiedi SA, Seliem ZS, Esmail RI. Hypertrophic cardiomyopathy: prognostic factors and survival analysis in 128 Egyptian patients. Cardiol Young. 2014(24):702−708.

[54] Bharucha T, Lee KJ, Daubeney PEF, et al. Sudden death in childhood cardiomyopathy: results from a long−term national population−based study. J Am Coll Cardiol. 2015(65):2302−2310.

[55] Windram JD, Benson LN, Dragelescu A, et al. Distribution of hypertrophy and late

gadolinium enhancement in children and adolescents with hypertrophic cardiomyopathy. Congenit Heart Dis. 2015(10):E258−E267.

[56] Ziółkowska L, Turska−Kmieć A, Petryka J, et al. Predictors of long−term outcome in children with hypertrophic cardiomyopathy. Pediatr Cardiol. 2016(37):448−458.

[57] Mathew J, Zahavich L, Lafreniere−Roula M, et al. Utility of genetics for risk stratification in pediatric hypertrophic cardiomyopathy. Clin Genet. 2018(93):310−319.

[58] Maurizi N, Passantino S, Spaziani G, et al. Long−term outcomes of pediatric−onset hypertrophic cardiomyopathy and age−specific risk factors for lethal arrhythmic events. JAMA Cardiol. 2018(3):520−525.

[59] Balaji S, DiLorenzo MP, Fish FA, et al. Risk factors for lethal arrhythmic events in children and adolescents with hypertrophic cardiomyopathy and an implantable defibrillator: an international multicenter study. Heart Rhythm. 2019(16):1462−1467.

[60] Norrish G, Ding T, Field E, et al. A validation study of the European Society of Cardiology guidelines for risk stratification of sudden cardiac death in childhood hypertrophic cardiomyopathy. Europace. 2019(21):1559−1565.

[61] Norrish G, Cantarutti N, Pissaridou E, et al. Risk factors for sudden cardiac death in childhood hypertrophic cardiomyopathy: a systematic review and meta−analysis. Eur J Prev Cardiol. 2017(24):1220−1230.

2 儿童和青少年患者心脏性猝死的风险评估

2.1 对儿童和青少年患者心脏性猝死风险评估的建议

（1）对 HCM 儿童和青少年患者进行首次评估时，要全面、系统和无创地评估其心脏性猝死的风险，此后再次评估（每 1 ～ 2 年一次）这些风险因素[1-8]：

①心脏骤停或持续性室性心律失常的个人病史；

②临床怀疑心律失常引起的晕厥病史；

③早发的 HCM 相关猝死、心脏骤停或持续性室性心律失常的近亲家族史；

④左心室壁最大厚度、射血分数和左心室心尖部室壁瘤；

⑤连续动态心电图监测显示非持续性室性心动过速发作。

建议分类：1 类；证据水平：B 级 - 非随机证据

（2）对于具有临界心脏性猝死风险的 HCM 儿童和青少年，或在临床评估（包括个人 / 家族史、超声心动图检查和动态心电图监测）后仍不确定是否要植入 ICD 的患者，使用心脏磁共振成像有助于评估其左心室壁最大厚度、射血分数、左心室心尖部室壁瘤和钆晚期增强心肌纤维化程度[9-11]。

建议分类：1 类；证据水平：C 级 - 证据有限

（3）对于年龄 < 16 岁的 HCM 患者，要评估其 5 年内心脏性猝死风险，包括超声心动图检查参数（舒张期室间隔厚度、舒张末期左心室后壁厚度、左心房直径、左心室流出道最大压差）和基因型，这有助于医生和患者进行共同决策，讨论是否植入 ICD[1,12]。

建议分类：2a 类；证据水平：B 级 - 非随机证据

2.2 建议的核心

一直以来，儿童心脏性猝死的风险分层模型基于 HCM 成人患者研究而建立。然而，多项研究表明，成人的风险因素对儿科心脏性猝死的风险预测能力有限[1-8,13,14]。一些新近的研究表明，部分成人风险因素对 HCM 患儿有预测价值[1,4,5]。目前，针对 HCM 患儿，有两种风险预测模型，并已应用于临床[1,12]。本书提出的风险因素包括成人风险因素和当前可用的儿科特定信息的组合。关于 ICD 植入的决策必须基于对每例患者的个体化判断，应考虑到所有与年龄相关的风险因素及其强度、总体临床特征、患者和家属的风险接受能力以及与器械植入相关的潜在并发症（如心理影响和 ICD 误放电）。

2.3 建议的循证学证据

（1）初次就诊和往后每 1 ~ 2 年进行心脏性猝死风险评估，是评估 HCM 患者心脏性猝死风险的关键[1-8]，心脏性猝死风险评估项目包括以下几种：

①既往有无心脏骤停或持续性（＞ 30 秒或与血流动力学损害相关）室性心律失常史；

②有无猝死、心脏骤停或持续性室性心律失常的家族史，且是否确定或可能归因于≥ 1 例直系亲属或其他≤ 50 岁的近亲中有 HCM 患者；

③进行连续（24 ~ 48 小时）动态心电图监测后，识别有无非持续性室性心动过速或持续性室性心动过速；

④有无可能由心律失常引起的晕厥史；

⑤经心脏影像学检查确定左心室壁最大厚度、射血分数和有无心尖室壁瘤。患儿左心室壁厚度通常表示为绝对测量值和根据体表面积调整的标准化 z 值。风险评估还包括有否 HCM 相关基因变异。

（2）心脏磁共振成像可以准确地测量左心室壁最大厚度，并检测部分 HCM 患者的左心室心尖室壁瘤状况[15-19]。此外，心脏磁共振成像衍生钆晚期增强检测到的广泛的心肌纤维化，与致命性室性快速心律失常风险有关[20-22]。由于这些原因，如果在评估家族和个人病史、进行超声心动图检查和动态心电监测后没有明确证据表明 HCM 患者心脏性猝死风险增加，或者风险分层仍不确定，对比增强心脏磁共振成像可进一步明确任何节段的左心室壁最大厚度、射血分数，以及是否存在左心室心尖室壁瘤以及钆晚期增强的存在和程度[15-28]。尽管心脏磁共振成像可能对 HCM 儿童患者的诊断和治疗有所帮助[9-11]，但检查时可能需要使用镇静剂，其风险可能超过无症状患儿的治疗效果。应由医生和家属在评估患儿的个体风险后决定是否使用心脏磁共振成像。

（3）除了评估不明原因晕厥史、非持续性室性心动过速（有或无基因型），还可根据年龄和超声心动图检查左心室壁直径 z 得分、左心房直径 z 得分、左心室流出道最大瞬时压差（采用连续波 Doppler 技术），以评估 HCM 患儿的 5 年内心脏性猝死风险[1,12]。心脏性猝死风险评估内容并未纳入收缩功能障碍（射血分数＜ 50%）、心尖室壁瘤、运动性缺血或钆晚期增强等因素[9-11,29]。尚未确定多于 1

个及以上的新的风险因素对 HCM 患者 5 年内心脏性猝死风险的影响。

参考文献

[1] Miron A, Lafreniere−Roula M, Steve Fan CP, et al. A validated model for sudden cardiac death risk prediction in pediatric hypertrophic cardiomyopathy. Circulation. 2020(142):217−229.

[2] Norrish G, Ding T, Field E, et al. Development of a novel risk prediction model for sudden cardiac death in childhood hypertrophic cardiomyopathy (HCM Risk−Kids). JAMA Cardiol. 2019(4):918−927.

[3] Maurizi N, Passantino S, Spaziani G, et al. Long−term outcomes of pediatric−onset hypertrophic cardiomyopathy and age−specific risk factors for lethal arrhythmic events. JAMA Cardiol. 2018(3):520−525.

[4] Balaji S, DiLorenzo MP, Fish FA, et al. Risk factors for lethal arrhythmic events in children and adolescents with hypertrophic cardiomyopathy and an implantable defibrillator: an international multicenter study. Heart Rhythm. 2019(16):1462−1467.

[5] Norrish G, Ding T, Field E, et al. A validation study of the European Society of Cardiology guidelines for risk stratification of sudden cardiac death in childhood hypertrophic cardiomyopathy. Europace. 2019(21):1559−1565.

[6] Norrish G, Cantarutti N, Pissaridou E, et al. Risk factors for sudden cardiac death in childhood hypertrophic cardiomyopathy: a systematic review and meta−analysis. Eur J Prev Cardiol. 2017(24):1220−1230.

[7] Maron BJ, Rowin EJ, Casey SA, et al. Hypertrophic cardiomyopathy in children, adolescents, and young adults associated with low cardiovascular mortality with contemporary management strategies. Circulation. 2016(133):62−73.

[8] Rowin EJ, Sridharan A, Madias C, et al. Prediction and prevention of sudden death in young patients (< 20 years) with hypertrophic cardiomyopathy. Am J Cardiol. 2020(128):75−83.

[9] Chaowu Y, Shihua Z, Jian L, et al. Cardiovascular magnetic resonance characteristics in children with hypertrophic cardiomyopathy. Circ Heart Fail. 2013(6):1013−1020.

[10] Smith BM, Dorfman AL, Yu S, et al. Clinical significance of late gadolinium enhancement in patients <20 years of age with hypertrophic cardiomyopathy. Am J Cardiol. 2014(113):1234−1239.

[11] Windram JD, Benson LN, Dragelescu A, et al. Distribution of hypertrophy and late gadolinium enhancement in children and adolescents with hypertrophic cardiomyopathy. Congenit Heart Dis. 2015(10):E258−E267.

[12] Norrish G, Qu C, Field E, et al. External validation of the HCM Risk−Kids model for

predicting sudden cardiac death in childhood hypertrophic cardiomyopathy. Eur J Prev Cardiol. 2022(29):678−686.

[13] Bharucha T, Lee KJ, Daubeney PEF, et al. Sudden death in childhood cardiomyopathy: results from a long−term national population−based study. J Am Coll Cardiol. 2015(65):2302−2310.

[14] Mathew J, Zahavich L, Lafreniere−Roula M, et al. Utility of genetics for risk stratification in pediatric hypertrophic cardiomyopathy. Clin Genet. 2018(93):310−319.

[15] Rowin EJ, Maron BJ, Haas TS, et al. Hypertrophic cardiomyopathy with left ventricular apical aneurysm: implications for risk stratification and management. J Am Coll Cardiol. 2017(69):761−773.

[16] Ichida M, Nishimura Y, Kario K. Clinical significance of left ventricular apical aneurysms in hypertrophic cardiomyopathy patients: the role of diagnostic electrocardiography. J Cardiol. 2014(64):265−272.

[17] Corona−Villalobos CP, Sorensen LL, Pozios I, et al. Left ventricular wall thickness in patients with hypertrophic cardiomyopathy: a comparison between cardiac magnetic resonance imaging and echocardiography. Int J Cardiovasc Imaging. 2016(32):945−954.

[18] Bois JP, Geske JB, Foley TA, et al. Comparison of maximal wall thickness in hypertrophic cardiomyopathy differs between magnetic resonance imaging and transthoracic echocardiography. Am J Cardiol. 2017(119):643−650.

[19] Maron MS, Lesser JR, Maron BJ. Management implications of massive left ventricular hypertrophy in hypertrophic cardiomyopathy significantly underestimated by echocardiography but identified by cardiovascular magnetic resonance. Am J Cardiol. 2010(105):1842−1843.

[20] Weng Z, Yao J, Chan RH, et al. Prognostic value of LGE−CMR in HCM: a meta−analysis. J Am Coll Cardiol Img. 2016(9):1392−1402.

[21] Chan RH, Maron BJ, Olivotto I, et al. Prognostic value of quantitative contrast−enhanced cardiovascular magnetic resonance for the evaluation of sudden death risk in patients with hypertrophic cardiomyopathy. Circulation. 2014(130):484−495.

[22] Mentias A, Raeisi−Giglou P, Smedira NG, et al. Late gadolinium enhancement in patients with hypertrophic cardiomyopathy and preserved systolic function. J Am Coll Cardiol. 2018(72):857−870.

[23] Maron MS, Rowin EJ, Wessler BS, et al. Enhanced American College of Cardiology/ American Heart Association strategy for prevention of sudden cardiac death in high−risk patients with hypertrophic cardiomyopathy. JAMA Cardiol. 2019(4):644−657.

[24] Harris KM, Spirito P, Maron MS, et al. Prevalence, clinical profile, and significance of left ventricular remodeling in the end−stage phase of hypertrophic cardiomyopathy. Circulation. 2006(114):216−225.

[25] Ismail TF, Jabbour A, Gulati A, et al. Role of late gadolinium enhancement cardiovascular

magnetic resonance in the risk stratification of hypertrophic cardiomyopathy. Heart. 2014(100):1851-1858.

[26] Rowin EJ, Maron BJ, Carrick RT, et al. Outcomes in patients with hypertrophic cardiomyopathy and left ventricular systolic dysfunction. J Am Coll Cardiol. 2020(75):3033-3043.

[27] Marstrand P, Han L, Day SM, et al. Hypertrophic cardiomyopathy with left ventricular systolic dysfunction: insights from the SHaRe Registry. Circulation. 2020(141):1371-1383.

[28] Maron BJ, Rowin EJ, Casey SA, et al. Hypertrophic cardiomyopathy in adulthood associated with low cardiovascular mortality with contemporary management strategies. J Am Coll Cardiol. 2015(65):1915-1928.

[29] Conway J, Min S, Villa C, et al. The prevalence and association of exercise test abnormalities with sudden cardiac death and transplant-free survival in childhood hypertrophic cardiomyopathy. Circulation. 2023(147):718-727.

3 ICD 植入患者的选择

3.1 对高危患者植入 ICD 的建议

（1）在评估具体 HCM 患者临床资料中的常规风险标志物的预后强度时，要应用个体临床判断，全面综合地讨论证据、获益和治疗方案，并让患者充分了解自身病程及治疗方案，积极参与植入 ICD 决策的风险评估（图 6-1）[1-5]。

建议分类：1 类；证据水平：C 级 - 专家共识

（2）对于之前记录到心脏骤停或持续性室性心动过速的 HCM 患者，应选择植入 ICD[2-6]。

建议分类：1 类；证据水平：B 级 - 非随机证据

（3）对于有 ≥ 1 个心脏性猝死主要风险因素的成人 HCM 患者，应选择植入 ICD。重要风险有以下几种：

①有 HCM 导致猝死的直系亲属或者近亲属，并且年龄 ≤ 50 岁；

②左心室任何节段有严重的左心室肥厚（≥ 30 mm）；

③临床有心律失常病史并且 ≥ 1 次近期发作导致的晕厥，排除神经源性（血管迷走神经）病因或左心室流出道梗阻影响；

④左心室心尖部室壁瘤合并透壁瘢痕或者钆延迟强化；

⑤存在左心室收缩功能障碍（射血分数 < 50%）。

建议分类：2a 类；证据水平：B 级 - 非随机证据

（4）有 ≥ 1 个传统危险因素的 HCM 患儿，如其有不明原因的晕厥、严重左心室肥厚、非持续性室性心动过速或早期有 HCM 相关心脏性猝死家族史，虽然其植入 ICD 的长期并发症发生率相对较高，但还是可以考虑植入 ICD[22-30]。

建议分类：2a 类；证据水平：B 级 - 非随机证据

（5）对于有 ≥ 1 个心脏性猝死主要风险因素的 HCM 患者，医护、家属、患者要进行共同决策讨论是否植入 ICD，且应讨论患者 5 年内心脏性猝死风险和死亡率的评估结果[3,19,29,30]。

建议分类：2a 类；证据水平：B 级 - 非随机证据

（6）对于临床评估无主要心脏性猝死风险因素的成人 HCM 患者，或在其他情况下仍不确定是否植入 ICD 的患者，在对比增强心脏磁共振成像有广泛的钆晚期增强或动态监测出现非持续性室性心动过速时，可以植入 ICD[2,3,16,19,31-33]。

建议分类：2b 类；证据水平：B 级 - 非随机证据

（7）对于 HCM 患儿，对比增强心脏磁共振成像的广泛的钆晚期增强和 ICD 共同决策风险分层中出现的左心室收缩功能障碍，可以帮助进行风险分层[34,35]。

建议分类：2b 类；证据水平：B 级 - 非随机证据

（8）对于没有风险因素的 HCM 患者，不应植入 ICD[2]。

建议分类：3 类 - 有害；证据水平：B 级 - 非随机证据

（9）对于 HCM 患者，不应仅为了参与竞技运动而植入 ICD[36]。

建议分类：3 类 - 有害；证据水平：B 级 - 非随机证据

3.2　建议的核心

HCM 患者的风险分层策略和预防性 ICD 治疗的指征在不断更新[1-28,31-35,37]。由于 ICD 的疗效已经得到证实，目前医学界越来越重视患者是否接受 ICD 植入的选择[4,5,28,31-33,38]。结合临床判断和共同决策，目前认为存在 ≥ 1 个心脏性猝死主要风险因素预测心脏性猝死的敏感性较高，是 HCM 患者 ICD 一级预防的适应证[1,2,4,38]。针对 HCM 成人患者和患儿的风险评估计算模型也得到了较好的发展[3,19,29,37]。这种 5 年内的风险评估可以帮助患者了解其心脏性猝死的风险，有利于共同决策[3,19]。不同患者对心脏性猝死风险评估的看法可能不一样，因此不能将风险评估作为决定是否植入 ICD 的唯一依据。心脏性猝死风险评估未纳入最新的心脏性猝死高危因素，包括左心室心尖室壁瘤、钆晚期增强（有透壁性瘢痕）和收缩功能障碍（射血分数 ＜ 50%），尚不清楚这些新的风险标记物对 5 年内的风险评估的影响。

3.3　建议的循证学证据

（1）HCM 的 ICD 一级预防决策通常复杂且具有挑战性，因为患者的心脏性猝死发生率较低。此外，考虑到因需要预防心脏性猝死而植入 ICD 的 HCM 患者年龄相对较小，这意味着心脏性猝死风险通常会持续数十年。基于这些原因，应与患者及其家属充分讨论是否把 ICD 作为一级预防治疗手段，讨论内容包括心脏性猝死风险和 ICD 在帮助预防致命性室性心律失常上的有效程度，同时也要让患者及其家属认识到植入器械可能带来的长期并发症[1,4,5]。

（2）有心脏骤停或血流动力学异常的室性心动过速 / 室颤的 HCM 患者，致命性室性心律失常再发的风险非常高，因此应考虑将 ICD 作为二级预防治疗 [2-6]。

（3）可以通过现有的一系列无创的心脏性猝死风险因素评估方法识别高危成年 HCM 患者。由于这些主要风险因素中的每一个都与心脏性猝死风险增高有关，因此可以对存在 ≥ 1 个心脏性猝死风险因素的患者植入 ICD 进行一级预防 [2,4,5,7-18,20,21,31-33]。这一风险分层方法对识别通过 ICD 预防而获益的高危患者的敏感性高，并充分考虑到了患者的临床表现、偏好和医生的判断 [1,2,38]。鉴于年龄 ＞ 60 岁的 HCM 患者心脏性猝死发生率非常低，这种风险分层方法最适用于青年和中年 HCM 患者 [2,4,5,37,38]。

（4）对 HCM 患儿进行风险分层，需要评估多个与年龄相关的风险因素 [22-30,39]。对于存在 ≥ 1 个主要心脏性猝死风险因素的 HCM 患儿，可以应用 ICD 进行一级预防，因为当多个风险集中在一个患者身上时，其心脏性猝死风险更高 [22-29,37,40,41]。风险评估分数包含了与 HCM 患儿相关的风险因素，以及左心房直径 z 得分和其基因类型 [29,30]。尽管左心室收缩功能障碍和心尖室壁瘤在儿童中并不常见，但从个体患儿的整体风险角度考虑这些问题是谨慎的（基于成人研究证据）。最后，必须强调 HCM 患儿 ICD 决策具有复杂性和潜在心理影响，因为患儿接受 ICD 治疗的时间较长，并且该亚组患儿长期接受装置治疗的并发症发生率相对较高 [22-29]。

（5）对于有 ≥ 1 个主要心脏性猝死风险因素的 HCM 患者，评估其 5 年内的心脏性猝死风险可以帮助患者了解其发生心脏猝死的风险，进一步进行 ICD 决策 [19,29,30]。由于不同患者可能会以不同方式考虑心脏性猝死风险评估的影响，因此，评估的结果不应成为是否植入 ICD 的唯一标准。HCM 新的心脏性猝死风险标记物，包括左心室心尖室壁瘤、钆晚期增强和收缩功能障碍（射血分数 ＜ 50%），并没有被纳入这种风险评分中，尚不确定它们对 5 年内的风险评估的影响。对于成人 [19] 以及未成年患者，分别有相应的风险评估方法 [29,30]。

（6）通常占据多个左心室节段的广泛钆晚期增强的患者将来发生恶性室性心律失常的风险会增加，与发生在左心室壁的位置无关 [31-33]。一些研究提出，广泛钆晚期增强（≥左心室面积的 15%）意味着心脏性猝死风险显著增加 [31,33]。然而，尽管目前存在几种量化钆晚期增强的方法，它们会产生不同的结果，但还没有公认的最佳定量方法。HCM 患者钆晚期增强和非持续性室性心动过速之间强有力的横断面关系，进一步支持钆晚期增强代表 HCM 室性快速性心律失常的结构性病灶。此外，持续 24 ～ 48 小时的动态监测发现，非持续性室性心动过速也会增加心脏性猝死的风险 [2,4,5,16,17,19]，频繁发作、长时间和快速的非持续性室性心动过速是成年 HCM 患者最主要的一个独立风险因素 [17]。在缺乏其他主要风险标志物的情况下，尚不确定短时间、孤立的非持续性室性心动过速阵发对心脏性猝死风险的影响[14,17,38]。同时，尚不确定长期动态监测对于 HCM 患儿进行风险分层的价值。

（7）尚不确定钆晚期增强与 HCM 患儿心脏性猝死风险的关系。尽管近一半的大龄儿童和青少年存在钆晚期增强，但仍不能确定钆晚期增强程度在 HCM 患儿高风险评估中的作用[34,35]。然而，鉴于钆晚期增强是室性心动过速的结构性病灶，会增加 HCM 成年患者心脏性猝死的风险[31-33]，应将其纳入小儿心脏性猝死的风险因素。左心室收缩功能障碍在儿童中并不常见，但也可能增加不良事件的发生率，包括心脏性猝死。HCM 患儿接受心脏磁共振成像评估时，可能需要使用镇静剂或进行全身麻醉。

（8）对于风险评估后心脏性猝死风险没有增加的 HCM 患者，鉴于 ICD 植入存在长期并发症，则不应植入 ICD[4,5]。

（9）对猝死进行风险分层和植入 ICD 的决策应当严格按照相关指南实施，不应为了参加体育运动而植入 ICD。不适当使用 ICD 会导致与器械植入相关的并发症，应予以避免[36]。

参 考 文 献

[1] Maron BJ, Nishimura RA, Maron MS. Shared decision-making in HCM. Nat Rev Cardiol. 2017(14):125-126.

[2] Maron MS, Rowin EJ, Wessler BS, et al. Enhanced American College of Cardiology/ American Heart Association strategy for prevention of sudden cardiac death in high-risk patients with hypertrophic cardiomyopathy. JAMA Cardiol. 2019(4):644-657.

[3] O'Mahony C, Tome-Esteban M, Lambiase PD, et al. A validation study of the 2003 American College of Cardiology/European Society of Cardiology and 2011 American College of Cardiology Foundation/American Heart Association risk stratification and treatment algorithms for sudden cardiac death in patients with hypertrophic cardiomyopathy. Heart. 2013(99):534-541.

[4] Maron BJ, Spirito P, Shen WK, et al. Implantable cardioverter-defibrillators and prevention of sudden cardiac death in hypertrophic cardiomyopathy. JAMA. 2007(298):405-412.

[5] Vriesendorp PA, Schinkel AFL, Van Cleemput J, et al. Implantable cardioverter-defibrillators in hypertrophic cardiomyopathy: patient outcomes, rate of appropriate and inappropriate interventions, and complications. Am Heart J. 2013(166):496-502.

[6] Elliott PM, Sharma S, Varnava A, et al. Survival after cardiac arrest or sustained ventricular tachycardia in patients with hypertrophic cardiomyopathy. J Am Coll Cardiol. 1999(33):1596−1601.

[7] Spirito P, Autore C, Rapezzi C, et al. Syncope and risk of sudden death in hypertrophic cardiomyopathy. Circulation. 2009(119):1703−1710.

[8] Bos JM, Maron BJ, Ackerman MJ, et al. Role of family history of sudden death in risk stratification and prevention of sudden death with implantable defibrillators in hypertrophic cardiomyopathy. Am J Cardiol. 2010(106):1481−1486.

[9] Dimitrow PP, Chojnowska L, Rudzinski T, et al. Sudden death in hypertrophic cardiomyopathy: old risk factors re−assessed in a new model of maximalized follow−up. Eur Heart J. 2010(31):3084−3093.

[10] Spirito P, Bellone P, Harris KM, et al. Magnitude of left ventricular hypertrophy and risk of sudden death in hypertrophic cardiomyopathy. N Engl J Med. 2000(342):1778−1785.

[11] Autore C, Bernabò P, Barillà CS, et al. The prognostic importance of left ventricular outflow obstruction in hypertrophic cardiomyopathy varies in relation to the severity of symptoms. J Am Coll Cardiol. 2005(45):1076−1080.

[12] Elliott PM, Gimeno Blanes JR, Mahon NG, et al. Relation between severity of left−ventricular hypertrophy and prognosis in patients with hypertrophic cardiomyopathy. Lancet. 2001(357):420−424.

[13] Harris KM, Spirito P, Maron MS, et al. Prevalence, clinical profile, and significance of left ventricular remodeling in the end−stage phase of hypertrophic cardiomyopathy. Circulation. 2006(114):216−225.

[14] Rowin EJ, Maron BJ, Haas TS, et al. Hypertrophic cardiomyopathy with left ventricular apical aneurysm: implications for risk stratification and management. J Am Coll Cardiol. 2017(69):761−773.

[15] Ichida M, Nishimura Y, Kario K. Clinical significance of left ventricular apical aneurysms in hypertrophic cardiomyopathy patients: the role of diagnostic electrocardiography. J Cardiol. 2014(64):265−272.

[16] Monserrat L, Elliott PM, Gimeno JR, et al. Non−sustained ventricular tachycardia in hypertrophic cardiomyopathy: an independent marker of sudden death risk in young patients. J Am Coll Cardiol. 2003(42):873−879.

[17] Wang W, Lian Z, Rowin EJ, et al. Prognostic implications of nonsustained ventricular tachycardia in high−risk patients with hypertrophic cardiomyopathy. Circ Arrhythm Electrophysiol. 2017(10):e004604.

[18] Ismail TF, Jabbour A, Gulati A, et al. Role of late gadolinium enhancement cardiovascular magnetic resonance in the risk stratification of hypertrophic cardiomyopathy. Heart. 2014(100):1851−1858.

[19] O'Mahony C, Jichi F, Pavlou M, et al. A novel clinical risk prediction model for

sudden cardiac death in hypertrophic cardiomyopathy (HCM risk-SCD). Eur Heart J. 2014(35):2010-2020.

[20] Rowin EJ, Maron BJ, Carrick RT, et al. Outcomes in patients with hypertrophic cardiomyopathy and left ventricular systolic dysfunction. J Am Coll Cardiol. 2020(75):3033-3043.

[21] Marstrand P, Han L, Day SM, et al. Hypertrophic cardiomyopathy with left ventricular systolic dysfunction: insights from the SHaRe Registry. Circulation. 2020: 1371-1383.

[22] Maron BJ, Spirito P, Ackerman MJ, et al. Prevention of sudden cardiac death with implantable cardioverter-defibrillators in children and adolescents with hypertrophic cardiomyopathy. J Am Coll Cardiol. 2013(61):1527-1535.

[23] Norrish G, Cantarutti N, Pissaridou E, et al. Risk factors for sudden cardiac death in childhood hypertrophic cardiomyopathy: a systematic review and meta-analysis. Eur J Prev Cardiol. 2017(24):1220-1230.

[24] Moak JP, Leifer ES, Tripodi D, et al. Long-term follow-up of children and adolescents diagnosed with hypertrophic cardiomyopathy: risk factors for adverse arrhythmic events. Pediatr Cardiol. 2011(32):1096-1105.

[25] Yetman AT, Hamilton RM, Benson LN, et al. Long-term outcome and prognostic determinants in children with hypertrophic cardiomyopathy. J Am Coll Cardiol. 1998(32):1943-1950.

[26] Bharucha T, Lee KJ, Daubeney PEF, et al. Sudden death in childhood cardiomyopathy: results from a long-term national population-based study. J Am Coll Cardiol. 2015(65):2302-2310.

[27] Kamp AN, Von Bergen NH, Henrikson CA, et al. Implanted defibrillators in young hypertrophic cardiomyopathy patients: a multicenter study. Pediatr Cardiol. 2013(34):1620-1627.

[28] Maron BJ, Rowin EJ, Casey SA, et al. Hypertrophic cardiomyopathy in children, adolescents, and young adults associated with low cardiovascular mortality with contemporary management strategies. Circulation. 2016(133):62-73.

[29] Miron A, Lafreniere-Roula M, Steve Fan CP, et al. A validated model for sudden cardiac death risk prediction in pediatric hypertrophic cardiomyopathy. Circulation. 2020(142):217-229.

[30] Norrish G, Qu C, Field E, et al. External validation of the HCM Risk-Kids model for predicting sudden cardiac death in childhood hypertrophic cardiomyopathy. Eur J Prev Cardiol. 2022(29):678-686.

[31] Chan RH, Maron BJ, Olivotto I, et al. Prognostic value of quantitative contrast-enhanced cardiovascular magnetic resonance for the evaluation of sudden death risk in patients with hypertrophic cardiomyopathy. Circulation. 2014(130):484-495.

[32] Weng Z, Yao J, Chan RH, et al. Prognostic value of LGE-CMR in HCM: a meta-analysis. J Am Coll Cardiol Img. 2016(9):1392-1402.

[33] Mentias A, Raeisi−Giglou P, Smedira NG, et al. Late gadolinium enhancement in patients with hypertrophic cardiomyopathy and preserved systolic function. J Am Coll Cardiol. 2018(72):857−870.

[34] Smith BM, Dorfman AL, Yu S, et al. Clinical significance of late gadolinium enhancement in patients <20 years of age with hypertrophic cardiomyopathy. Am J Cardiol. 2014(113):1234−1239.

[35] Axelsson Raja A, Farhad H, Valente AM, et al. Prevalence and progression of late gadolinium enhancement in children and adolescents with hypertrophic cardiomyopathy. Circulation. 2018(138):782−792.

[36] Lampert R, Olshansky B, Heidbuchel H, et al. Safety of sports for athletes with implantable cardioverter−defibrillators: long−term results of a prospective multinational registry. Circulation. 2017(135):2310−2312.

[37] Maron BJ, Rowin EJ, Casey SA, et al. Risk stratification and outcome of patients with hypertrophic cardiomyopathy ≥ 60 years of age. Circulation. 2013(127):585−593.

[38] Maron BJ, Rowin EJ, Casey SA, et al. Hypertrophic cardiomyopathy in adulthood associated with low cardiovascular mortality with contemporary management strategies. J Am Coll Cardiol. 2015(65):1915−1928.

[39] Rowin EJ, Sridharan A, Madias C, et al. Prediction and prevention of sudden death in young patients (<20 years) with hypertrophic cardiomyopathy. Am J Cardiol. 2020(128):75−83.

[40] Balaji S, DiLorenzo MP, Fish FA, et al. Risk factors for lethal arrhythmic events in children and adolescents with hypertrophic cardiomyopathy and an implantable defibrillator: an international multicenter study. Heart Rhythm. 2019(16):1462−1467.

[41] Decker JA, Rossano JW, Smith EO, et al. Risk factors and mode of death in isolated hypertrophic cardiomyopathy in children. J Am Coll Cardiol. 2009(54):250−254.

4 器械选择要考虑的因素

4.1 对选择 ICD 装置的建议

（1）对于拟接受 ICD 的 HCM 患者，在共同讨论患者偏好、生活方式和预期的心动过缓或室性心动过速终止起搏的潜在需求后，可使用单腔经静脉 ICD 或皮下 ICD[1-6]。

建议分类：1 类；证据水平：B 级 - 非随机证据

（2）对于拟接受经静脉 ICD 的 HCM 患者，如果除颤阈值足够，建议优先使用单线圈 ICD 导联而非双线圈导联[7-9]。

建议分类：1 类；证据水平：B 级 - 非随机证据

（3）对于拟接受 ICD 治疗且需要心房或房室顺序起搏治疗心动过缓 / 传导异常的患者，或需缓解梗阻性 HCM 症状的 HCM 患者（最常见于 > 65 岁的患者），可以植入双腔 ICD[10-13]。

建议分类：2a 类；证据水平：B 级 - 非随机证据

（4）在经过选择后接受 ICD 治疗的非梗阻性 HCM 成人患者，心脏再同步化治疗可以应用于 NYHA 功能 Ⅱ～Ⅳ级、左束支传导阻滞（left bundle branch block，LBBB）和左心室射血分数 < 50% 的患者，以减轻其症状[14-18]。

建议分类：2a 类；证据水平：C 级 - 证据有限

（5）对于决定植入 ICD 装置并患有阵发性房性心动过速或房颤的 HCM 患者，可以植入双腔 ICD，但要考虑双腔装置并发症发生率更高的问题[19-24]。

建议分类：2b 类；证据水平：C 级 - 证据有限

4.2 建议的核心

决定植入哪种类型的 ICD 非常重要，也非常复杂。其中需要考虑的风险和问题包括选择经静脉还是经皮植入 ICD，选择单腔、双腔还是心脏再同步化治疗装置，以及使用经静脉途径时除颤线圈的个数。接受 ICD 治疗的 HCM 患者，通常比接受 ICD 的缺血性和非缺血性心肌病患者年轻，因此，HCM 患者的终身并发症发生率可能更高。

在儿童体内植入 ICD 这一措施带来了更多的关注和挑战[1,25,26]。尽管前文已经讨论了 HCM 患者 ICD 的植入指征，但是植入方法因患者体型的不同而异。心外膜电极适用于体型较小的患儿（通常 < 30 kg）和需要左心室 / 心脏再同步化治疗电极的患儿。儿童和青少年的 ICD 并发症发生率可能更高，这是因为基础心率较高可能导致误放电，身体生长会增加电极断裂风险，以及其在一生中需要多次更换或拔除装置[25]。与相对年长的患者相比，较年轻的患者经静脉植入电极失败率更高。同时，体型较小的患者经皮植入 ICD 也可能有较高的并发症发生率，如装置腐蚀[1,26,27]。

4.3　建议的循证学证据

（1）植入 ICD 还需考虑其他因素，包括经静脉还是皮下植入 ICD[1-6]。经静脉植入 ICD 的优势包括其能够对心动过缓进行起搏、右心室心尖部起搏可能减轻症状、抗心动过速起搏治疗室性心动过速、装置的体积小、电池寿命长。其缺点是，随着时间的推移，电极可能会出现故障，需要更换电极并拔除旧电极，风险高且存在潜在的导线感染。皮下植入 ICD 的优点包括没有经静脉的电极、电极故障较少且易于取出；缺点则是装置尺寸较大、电池寿命较短、可能会增加误放电事件的发生、无法起搏和适应时间短。接受皮下植入 ICD 的 HCM 患者应在运动后，甚至可在跑步机上进行 ICD 过度感知测试。医患共同决策的内容应包括患者的偏好、生活方式及其是否存在因心动过缓或室性心动过速终止而产生的潜在起搏需求。术者应考虑患者的年龄，因为年轻患者经静脉系统的并发症发生率较高[25]，还要考虑患者需求以及患者对误放电和电极寿命的担忧。

（2）单线圈 ICD 电极拔除相对简单，但存在除颤阈值升高的风险[28]。然而，对于大多数患者，不论是否患有 HCM，单线圈 ICD 电极都相对安全[7-9,29]。单线圈电极几乎仅适用于左心室植入。有关非 HCM 患者的研究数据显示，右侧植入电极时必须选择双线圈电极。总之，对于单线圈电极、右侧植入电极和心肌显著肥厚的患者，应进行除颤阈值测试。

（3）对于需要心房起搏的 HCM 患者，应使用双腔装置。已有 4 项随机对照试验证实，右心室起搏对左心室流出道压差 ≥ 30 mmHg 的 HCM 患者有利。右心室心尖部起搏可降低左心室流出道压差，但其有无长期临床获益尚未被一致认可[10-14,30]。然而，亚组分析表明，右心室起搏可能对年龄 ≥ 65 岁的患者更有利，故要权衡这一潜在优势与双腔装置的高并发症风险。

（4）尽管大多数支持患者经心脏再同步化治疗后获益的证据来自对样本数很

少的 HCM 患者的研究，但若 HCM 患者符合当前心力衰竭心脏再同步化治疗装置所需要的指征[31]，如 NYHA 功能Ⅱ～Ⅳ级心衰、左心室射血分数 ≤ 35% 和 QRS 间期延长为左束支传导阻滞的患者，那么可以植入心脏再同步化治疗装置。除了这些患者之外，部分左心室射血分数 > 35% 的 HCM 患者也可以接受心脏再同步化 – 除颤器小样本的治疗[14-18]。一些患者对心脏再同步化治疗的临床反应是 NYHA 功能分级改善或出现其左心室重构逆转，表现为 LBBB 患者和 QRS 间期延长的患者受益更大，其左心室射血分数的情况略有改善。一项研究发现，左心室辅助装置植入、心脏移植或死亡的复合终点时间显著延长[16]，而另外两项研究未发现生存获益[14,18]。右心室起搏与 LBBB 具有相似的生理学特征，左心室射血分数为 35% ～ 50% 且预计起搏占比 > 40% 的患者也可考虑心脏再同步化治疗，这与现行相关指南的建议基本一致[32]。

（5）虽然心房电极可更好地帮助区分室性心律失常和室上性心律失常，但有数据显示，双腔起搏装置在减少误放电中起的作用较小，且并发症的发生率较高[19-24]。对于房性快速心律失常的患儿，房性心动过速的心率可接近于典型室性心动过速的心率，双腔起搏装置可有助于区分室上性心动过速和室性心动过速，但采用此法时需要考虑双腔装置更高的并发症发生率。

参考文献

[1] Silvetti MS, Pazzano V, Verticelli L, et al. Subcutaneous implantable cardioverter-defibrillator: is it ready for use in children and young adults? A single-centre study. Europace. 2018(20):1966-1973.

[2] Hauser RG, Maisel WH, Friedman PA, et al. Longevity of Sprint Fidelis implantable cardioverter-defibrillator leads and risk factors for failure: implications for patient management. Circulation. 2011(123):358-363.

[3] O'Mahony C, Lambiase PD, Quarta G, et al. The long-term survival and the risks and benefits of implantable cardioverter defibrillators in patients with hypertrophic cardiomyopathy. Heart. 2012(98):116-125.

[4] Lambiase PD, Gold MR, Hood M, et al. Evaluation of subcutaneous ICD early performance in hypertrophic cardiomyopathy from the pooled EFFORTLESS and IDE cohorts. Heart Rhythm. 2016(13):1066-1074.

[5] Frommeyer G, Dechering DG, Zumhagen S, et al. Long-term follow-up of subcutaneous ICD systems in patients with hypertrophic cardiomyopathy: a single-center experience. Clin

Res Cardiol. 2016(105):89−93.

[6] Weinstock J, Bader YH, Maron MS, et al. Subcutaneous implantable cardioverter defibrillator in patients with hypertrophic cardiomyopathy: an initial experience. J Am Heart Assoc. 2016(5):e002488.

[7] Francia P, Adduci C, Semprini L, et al. Prognostic implications of defibrillation threshold testing in patients with hypertrophic cardiomyopathy. J Cardiovasc Electrophysiol. 2017(28):103−108.

[8] Okamura H, Friedman PA, Inoue Y, et al. Single−coil defibrillator leads yield satisfactory defibrillation safety margin in hypertrophic cardiomyopathy. Circ J. 2016(80):2199−2203.

[9] Quin EM, Cuoco FA, Forcina MS, et al. Defibrillation thresholds in hypertrophic cardiomyopathy. J Cardiovasc Electrophysiol. 2011(22):569−572.

[10] Nishimura RA, Trusty JM, Hayes DL, et al. Dual−chamber pacing for hypertrophic cardiomyopathy: a randomized, double−blind, crossover trial. J Am Coll Cardiol. 1997(29):435−441.

[11] Kappenberger L, Linde C, Daubert C, et al. Pacing in hypertrophic obstructive cardiomyopathy. A randomized crossover study. PIC Study Group. Eur Heart J. 1997(18):1249−1256.

[12] Maron BJ, Nishimura RA, McKenna WJ, et al. Assessment of permanent dual−chamber pacing as a treatment for drug−refractory symptomatic patients with obstructive hypertrophic cardiomyopathy. A randomized, double−blind, crossover study (M−PATHY). Circulation. 1999(99):2927−2933.

[13] Mickelsen S, Bathina M, Hsu P, et al. Doppler evaluation of the descending aorta in patients with hypertrophic cardiomyopathy: potential for assessing the functional significance of outflow tract gradients and for optimizing pacemaker function. J Interv Card Electrophysiol. 2004(11):47−53.

[14] Killu AM, Park JY, Sara JD, et al. Cardiac resynchronization therapy in patients with end−stage hypertrophic cardiomyopathy. Europace. 2018(20):82−88.

[15] Gu M, Jin H, Hua W, et al. Clinical outcome of cardiac resynchronization therapy in dilated−phase hypertrophic cardiomyopathy. J Geriatr Cardiol. 2017(14):238−244.

[16] Rogers DPS, Marazia S, Chow AW, et al. Effect of biventricular pacing on symptoms and cardiac remodelling in patients with end−stage hypertrophic cardiomyopathy. Eur J Heart Fail. 2008(10):507−513.

[17] Rowin EJ, Mohanty S, Madias C, et al. Benefit of cardiac resynchronization therapy in end−stage nonobstructive hypertrophic cardiomyopathy. J Am Coll Cardiol EP. 2019(5):131−133.

[18] Cappelli F, Morini S, Pieragnoli P, et al. Cardiac resynchronization therapy for end−stage hypertrophic cardiomyopathy: the need for disease−specific criteria. J Am Coll Cardiol. 2018(71):464−466.

[19] Friedman PA, McClelland RL, Bamlet WR, et al. Dual−chamber versus single−chamber detection enhancements for implantable defibrillator rhythm diagnosis: the Detect Supraventricular Tachycardia Study. Circulation. 2006(113):2871−2879.

[20] Theuns DAMJ, Klootwijk APJ, Goedhart DM, et al. Prevention of inappropriate therapy in implantable cardioverter−defibrillators: results of a prospective, randomized study of tachyarrhythmia detection algorithms. J Am Coll Cardiol. 2004(44):2362−2367.

[21] Kolb C, Sturmer M, Sick P, et al. Reduced risk for inappropriate implantable cardioverter−defibrillator shocks with dual−chamber therapy compared with single−chamber therapy: results of the randomized OPTION study. J Am Coll Cardiol HF. 2014(2):611−619.

[22] Peterson PN, Greenlee RT, Go AS, et al. Comparison of inappropriate shocks and other health outcomes between single− and dual−chamber implantable cardioverter−defibrillators for primary prevention of sudden cardiac death: results from the Cardiovascular Research Network longitudinal study of implantable cardioverter−defibrillators. J Am Heart Assoc. 2017(6):e006937.

[23] Defaye P, Boveda S, Klug D, et al. Dual− vs. single−chamber defibrillators for primary prevention of sudden cardiac death: long−term follow−up of the Défibrillateur Automatique Implantable−Prévention Primaire registry. Europace. 2017(19):1478−1484.

[24] Hu ZY, Zhang J, Xu ZT, et al. Efficiencies and complications of dual chamber versus single chamber implantable cardioverter defibrillators in secondary sudden cardiac death prevention: a meta−analysis. Heart Lung Circ. 2016(25):148−154.

[25] Maron BJ, Spirito P, Ackerman MJ, et al. Prevention of sudden cardiac death with implantable cardioverter−defibrillators in children and adolescents with hypertrophic cardiomyopathy. J Am Coll Cardiol. 2013(61):1527−1535.

[26] Bettin M, Larbig R, Rath B, et al. Long−term experience with the subcutaneous implantable cardioverter−defibrillator in teenagers and young adults. J Am Coll Cardiol EP. 2017(3):1499−1506.

[27] Pettit SJ, McLean A, Colquhoun I, et al. Clinical experience of subcutaneous and transvenous implantable cardioverter defibrillators in children and teenagers. Pacing Clin Electrophysiol. 2013(36):1532−1538.

[28] Kumar KR, Mandleywala SN, Madias C, et al. Single coil implantable cardioverter defibrillator leads in patients with hypertrophic cardiomyopathy. Am J Cardiol. 2020(125):1896−1900.

[29] Vamos M, Healey J.S, Wang J, et al. Implantable cardioverter−defibrillator therapy in hypertrophic cardiomyopathy: a SIMPLE substudy. Heart Rhythm. 2018(15):386−392.

[30] Daubert JC, Saxon L, Adamson PB, et al. 2012 EHRA/HRS expert consensus statement on cardiac resynchronization therapy in heart failure: implant and follow−up recommendations and management. Europace. 2012(14):1236−1286.

[31] Heidenreich PA, Bozkurt B, Aguilar D, et al. 2022 AHA/ACC/HFSA guideline for the

management of heart failure: a report of the American College of Cardiology/American Heart Association Joint Committee on Clinical Practice Guidelines. J Am Coll Cardiol. 2022(79):e263-e421.

[32] Kusumoto FM, Schoenfeld MH, Barrett C, et al. 2018 ACC/AHA/HRS Guideline on the evaluation and management of patients with bradycardia and cardiac conduction delay: a report of the American College of Cardiology/American Heart Association Task Force on Clinical Practice Guidelines and the Heart Rhythm Society. J Am Coll Cardiol. 2019(74):e51-e156.

第 7 章

HCM 的治疗

1 梗阻性 HCM 症状患者的药物治疗

1.1 对有症状的梗阻性 HCM 患者的药物治疗的建议

（1）对于梗阻性 HCM 和有症状▲发作的左心室流出道梗阻患者，建议使用非血管扩张性的 β 受体阻滞剂，调整至有效剂量或最大耐受剂量[1-3]。

建议分类：1 类；证据水平：B 级 - 非随机证据

（2）对于由梗阻性 HCM 和左心室流出道梗阻引起症状的患者，当 β 受体阻滞剂无效或患者不耐受时，建议使用非二氢吡啶类钙通道阻滞剂（如维拉帕米和地尔硫卓）进行替代治疗[4-6]。

建议分类：1 类；证据水平：B 级 - 非随机证据，C 级 - 证据有限

（3）对于使用了 β 受体阻滞剂或非二氢吡啶类钙通道阻滞剂，但仍有症状▲发作的梗阻性 HCM 患者，建议添加肌球蛋白抑制剂（仅限成年患者）或丙吡胺（与房室结阻滞剂联合使用），或在经验丰富的医疗中心行室间隔切除术[7-14]。

建议分类：1 类；证据水平：B 级 - 随机证据

（4）对于梗阻性 HCM 和急性低血压的患者，如果对补液无反应，建议单独静脉注射去氧肾上腺素（或其他无正性肌力作用的血管收缩剂），或与 β 受体阻滞剂联合使用[15]。

建议分类：1 类；证据水平：C 级 - 证据有限

（5）对于有梗阻性 HCM 和持续性呼吸困难的患者，根据指南进行治疗后临床证据显示容量过载和左心室充盈压依旧较高时，可谨慎使用小剂量口服利尿剂。

建议分类：2b 类；证据水平：C 级 - 专家共识

（6）对于梗阻性 HCM 患者，可以停用血管扩张剂（例如血管紧张素转换酶抑制剂、血管紧张素受体阻滞剂和二氢吡啶钙通道阻滞剂）或地高辛，因为这些药物会加重动态流出道梗阻引起的症状。

建议分类：2b 类；证据水平：C− 专家共识

（7）对于患有梗阻性 HCM 和严重静息呼吸困难、低血压和静息压差很大（如 > 100 mmHg）的患者以及所有 < 6 周龄的新生儿，使用维拉帕米是有害健康的 [4,16]。

建议分类：3 类 − 有害；证据水平：C 级 − 证据有限

▲ 症状包括与用力相关的呼吸困难或胸痛，偶尔还包括由左心室流出道梗阻引起的其他用力症状（如晕厥、前兆晕厥），这些症状会影响日常活动或生活质量。

1.2 建议的核心

药物治疗主要作用是缓解左心室流出道梗阻引起的症状，目前尚无充分证据表明其可改变 HCM 的自然病程。由于流出道梗阻程度在日常生活中的变化很大，药物治疗的效果取决于患者的症状反应，而不是测量到的压差。通常，无血管扩张作用的 β 受体阻滞剂是一线用药。钙通道阻滞剂如维拉帕米或地尔硫卓，是 β 受体阻滞剂治疗不能耐受时的合理替代用药。若患者对以上药物中的 1 种或多种治疗无反应，下一步通常是使用丙吡胺或进行室间隔切除术。治疗症状性梗阻性 HCM 的另一个关键点是避免使用可能加重流出道梗阻的药物，如血管扩张剂（二氢吡啶类钙通道阻滞剂、血管紧张素转化酶抑制剂和血管紧张素受体拮抗剂）和大剂量利尿剂。小剂量利尿剂与其他一线药物联用时，可对有持续性呼吸困难或循环瘀血症状的患者有效。这一药物治疗原则也适用于心室中部梗阻的患者。

1.3 建议的循证学证据

（1）β 受体阻滞剂是治疗动态流出道梗阻的首个研究药物，是大多数梗阻性 HCM 患者的一线治疗药物。除非有明确的生理学证据说明 β 受体阻滞剂无效，否则应滴定药物到最大的有效剂量 [1-3]。

（2）地尔硫卓和维拉帕米均可缓解梗阻性 HCM 患者的症状。这两种药物除了具有限制性的负性肌力和负性变时作用外，还具有血管舒张特性。目前没有证据支持将钙通道阻滞剂与 β 受体阻滞剂联合用于治疗 HCM[4-6]。然而，在患者合并有高血压时，可以考虑联合用药。

（3）对一线治疗无反应的 HCM 患者可以接受升级治疗，包括使用心肌肌球蛋白抑制剂（如玛伐凯泰，但仅适用于成年患者）和丙吡胺以及行室间隔切除术（由经验丰富的术者在三级医院的 HCM 中心实施）。这种选择应与患者进行全面讨论并综合考虑以下因素：成功率、治疗益处和风险。玛伐凯泰是一种心肌肌球蛋白抑制剂，可以改善 30% ～ 60% 的梗阻性 HCM 患者的左心室流出道压差、症状和功能[13,14]。在美国，由于在玛伐凯泰获批的研究中观察到使用该药物后有 7% ～ 10% 的患者左心室射血分数下降 < 50%，因此服用此药物需要制定风险评估和应对策略[17]。丙吡胺可以缓解一线治疗失败的梗阻性 HCM 患者的症状[7-9]。由于丙吡胺可增强房室结传导，从而导致房颤发作时的快速传导，因此该药物应与另一种阻滞房室结传导的药物（如 β 受体阻滞剂、地尔硫卓或维拉帕米）联合使用。在三级医院的 HCM 中心，由经验丰富的术者实施室间隔切除术代替玛伐凯泰或丙吡胺治疗，可以非常有效地缓解患者左心室流出道梗阻[10-12]。

（4）梗阻性 HCM 患者合并急性低血压是临床急症。最大限度地增加心脏前负荷和后负荷，同时避免增强心肌收缩力或提高心率，是治疗急性低血压的关键。静脉用血管收缩剂，如去氧肾上腺素，也可以用于急救。β 受体阻滞剂可以与血管收缩剂联合使用，它通过延长心脏舒张期抑制心肌收缩力并改善前负荷[15]。

（5）出现循环瘀血症状时，谨慎使用小剂量利尿剂可以在一定程度上缓解症状。但要注意，过于频繁地使用利尿剂可能会带来新的问题，因为心脏前负荷降低可能加重左心室流出道梗阻的症状。

（6）应谨慎选择联合用药的方法治疗 HCM。有些药物会导致甚至加重与左心室流出道梗阻相关的症状，例如，使用利尿剂和血管扩张剂治疗无梗阻症状 HCM 患者的高血压、保护肾功能，如果患者存在梗阻症状，或在用药后出现梗阻症状，则有必要提高治疗梗阻性 HCM 的药物剂量，或考虑针对性的替代疗法。因此，应用正性肌力药物、单纯血管扩张剂和大剂量利尿剂是症状性梗阻性 HCM 患者的相对禁忌证。

（7）维拉帕米和地尔硫卓可以非常有效地缓解左心室流出道梗阻引起的症状，但对于某些患者，它们也有显著的血管舒张作用。这种心脏后负荷降低的作用对于静息压差非常高（ > 80 ～ 100 mmHg）且对有充血性心力衰竭迹象的患者有一定危险。几份已发表的报告显示，当静脉使用维拉帕米治疗 < 6 周龄的新生儿的室上性心动过速时，出现了致命性心动过缓和低血压[16]。然而，在监护条件下将维拉帕米用于稍年长的婴儿和患有 HCM 的儿童时，其有效性和耐受性都有了保证[18]。

参 考 文 献

[1] Cohen LS, Braunwald E. Amelioration of angina pectoris in idiopathic hypertrophic subaortic stenosis with beta−adrenergic blockade. Circulation. 1967(35):847−851.

[2] Adelman AG, Shah PM, Gramiak R, et al. Long−term propranolol therapy in muscular subaortic stenosis. Br Heart J. 1970(32):804−811.

[3] Stenson RE, Flamm MD, Harrison DC, et al. Hypertrophic subaortic stenosis. Clinical and hemodynamic effects of long−term propranolol therapy. Am J Cardiol. 1973(31):763−773.

[4] Bonow RO, Rosing DR, Bacharach SL, et al. Effects of verapamil on left ventricular systolic function and diastolic filling in patients with hypertrophic cardiomyopathy. Circulation. 1981(64):787−796.

[5] Rosing DR, Kent KM, Maron BJ, et al. Verapamil therapy: a new approach to the pharmacologic treatment of hypertrophic cardiomyopathy. II. Effects on exercise capacity and symptomatic status. Circulation. 1979(60):1208−1213.

[6] Toshima H, Koga Y, Nagata H, et al. Comparable effects of oral diltiazem and verapamil in the treatment of hypertrophic cardiomyopathy. Double−blind crossover study. Jpn Heart J. 1986(27):701−715.

[7] Sherrid MV, Barac I, McKenna WJ, et al. Multicenter study of the efficacy and safety of disopyramide in obstructive hypertrophic cardiomyopathy. J Am Coll Cardiol. 2005(45):1251−1258.

[8] Sherrid MV, Shetty A, Winson G, et al. Treatment of obstructive hypertrophic cardiomyopathy symptoms and gradient resistant to first−line therapy with β − blockade or verapamil. Circ Heart Fail. 2013(6):694−702.

[9] Adler A, Fourey D, Weissler−Snir A, et al. Safety of outpatient initiation of disopyramide for obstructive hypertrophic cardiomyopathy patients. J Am Heart Assoc. 2017(6):e005152.

[10] Maron BJ, Dearani JA, Ommen SR, et al. Low operative mortality achieved with surgical septal myectomy: role of dedicated hypertrophic cardiomyopathy centers in the management of dynamic subaortic obstruction. J Am Coll Cardiol. 2015(66):1307−1308.

[11] Maron MS, Olivotto I, Zenovich AG, et al. Hypertrophic cardiomyopathy is predominantly a disease of left ventricular outflow tract obstruction. Circulation. 2006(114):2232−2239.

[12] Ommen SR, Maron BJ, Olivotto I, et al. Long−term effects of surgical septal myectomy on survival in patients with obstructive hypertrophic cardiomyopathy. J Am Coll Cardiol. 2005(46):470−476.

[13] Desai MY, Owens A, Geske JB, et al. Myosin inhibition in patients with obstructive hypertrophic cardiomyopathy referred for septal reduction therapy. J Am Coll Cardiol. 2022(80):95−108.

[14] Olivotto I, Oreziak A, Barriales−Villa R, et al. Mavacamten for treatment of symptomatic obstructive hypertrophic cardiomyopathy (EXPLORER−HCM): a randomised, double−

blind, placebo-controlled, phase 3 trial. Lancet. 2020(396):759-769.

[15] Braunwald E, Ebert PA. Hemogynamic alterations in idiopathic hypertrophic subaortic stenosis induced by sympathomimetic drugs. Am J Cardiol. 1962(10):489-495.

[16] Kirk CR, Gibbs JL, Thomas R, et al. Cardiovascular collapse after verapamil in supraventricular tachycardia. Arch Dis Child. 1987(62):1265-1266.

[17] CAMZYOS [package insert]. Bristol-Myers Squibb Company, 2022. https://packageinserts.bms.com/pi/pi_camzyos.pdf. Accessed September 142022.

[18] Moran AM, Colan SD. Verapamil therapy in infants with hypertrophic cardiomyopathy. Cardiol Young. 1998(8):310-319.

2 梗阻性 HCM 患者的有创治疗

2.1 对梗阻性 HCM 患者的有创治疗的建议

（1）对于在指南指导下治疗后仍有严重症状的梗阻性 HCM 患者，可以在经验丰富的 HCM 中心行室间隔切除术*，以缓解左心室流出道梗阻。

建议分级：1 类；证据水平：B 级－非随机证据

（2）对于需要手术治疗的相关心脏病（如相关异常乳头肌、明显延长的二尖瓣前叶、先天性二尖瓣疾病、多支冠状动脉疾病、主动脉瓣狭窄）的梗阻性 HCM 有症状患者，可以在经验丰富的 HCM 中心行室间隔切除术。

建议分级：1 类；证据水平：B 级－非随机证据

（3）对于患有梗阻性 HCM 的成年患者，在指南指导下治疗后但仍有严重症状且由于严重的并发症或高龄而不宜手术者，可以在经验丰富的 HCM 中心行酒精间隔消融术[8-10]。

建议分级：1 类；证据水平：C 级－证据有限

（4）对于梗阻性 HCM 患者，如存在以下临床因素，可以在经验丰富的 HCM 中心行早期（NYHA 功能Ⅱ级）切除术[3,11-22]：

①左心室流出道梗阻或相关二尖瓣反流引起的严重和进行性肺动脉高压；

②左心房扩大伴≥ 1 次症状性心房颤动；

③跑步机运动试验所记录到的左心室流出道梗阻导致活动耐量下降；

④儿童和年轻患者静息左心室流出道梗阻压差非常高（＞ 100 mmHg）。

建议分级：2b 类；证据水平：B 级－非随机证据

（5）对于梗阻性 HCM 有症状患者，若其适合在经验丰富的 HCM 中心行室间隔切除术，经过共同决策（内容包括所有治疗方案的风险和益处）后，可以将这种手术作为其药物治疗升级的替代方案[1,10,23-25]。

建议分级：2b 类；证据水平：C 级－证据有限

（6）对于无症状并且运动能力正常的 HCM 患者，不宜行室间隔切除术[13,21]。

建议分级：3 类－有害；证据水平：C 级－证据有限

（7）对于梗阻性 HCM 有症状患者，可以行室间隔切除术，不应仅为了缓解左心室流出道梗阻而行二尖瓣置换术[26,27]。

建议分级：3 类－有害；证据水平：B 级－非随机证据

* 室间隔切除术的合格标准如下：

①临床：严重呼吸困难或胸痛（通常为 NYHA 功能Ⅲ级或Ⅳ级），或偶有其他劳累症状（如晕厥、近乎晕厥），当归因于左心室流出道梗阻时，尽管有最佳的药物治疗，但依旧会干扰日常活动或影响生活质量。

②血流动力学：静息或生理激发时的动态左心室流出道梗阻压差约为 50 mmHg，与室间隔肥大和二尖瓣收缩期前向运动征有关。

③解剖学：根据术者个人的判断，靶向前间隔厚度足以安全有效地进行手术。

2.2 建议的核心

室间隔切除术通常用于药物难治性症状性 HCM，应在经验丰富的中心实施 [28]。经主动脉室间隔切除术是一种适用于大多数患者的治疗方法，可缓解任何程度的压差 [29-31]，且手术死亡率＜1%，临床成功率＞90%[1,24,27,32-39]。成功的室间隔切除术可消除或减少二尖瓣收缩期前向运动导致的二尖瓣反流及其后果 [27,32,40,41]，且术后出现复发性流出道梗阻的概率很低 [42-44]。当患者有相关心脏病或相关乳头肌异常时，室间隔切除术尤其有益 [4,37,45]。

在拥有经验丰富的介入团队的 HCM 中心，酒精间隔消融术的手术死亡率较低（＜1%）。酒精间隔消融术对冠状动脉解剖有一定的要求，在压差为 100 mmHg、间隔厚度为 30 mm 的情况下效果不佳 [9,46]，并且可能患者要植入永久起搏器和再次介入治疗残余梗阻 [8-10]。酒精间隔消融术避免了外科手术，使患者住院时间更短，并且在患者虚弱时或并发症增加室间隔切除术风险时更有优势。尽管酒精间隔消融术和心肌切除术的 5 年生存率相似 [8,9,47,48]，但部分 10 年随访数据显示，酒精间隔消融术的生存率低于室间隔切除术的生存率。

2.3 建议的循证学证据

（1）一般来说，当患者在最佳药物治疗后仍有严重症状，或在药物治疗后产生了不可耐受的不良反应时，应考虑由经验丰富的术者实施室间隔切除术 [1]。对于无症状的患者，则不宜行室间隔切除术或酒精间隔消融术。与无流出道梗阻的患者相比，存在梗阻的患者的生存率更低，而缓解梗阻后可降低这种风险 [2,3]。然而，目前还没有足够的证据表明提高患者生存率是室间隔减容治疗的唯一适应证。存在严重梗阻症状的患者应参与所有治疗方案的讨论，内容包括治疗成功率、获益和风险。如果患者就诊的医疗中心无法开展以上两种手术，则应鼓励患者转诊到其他有经验的医疗中心，因为研究数据显示，手术量与手术结果直接相关。婴幼儿的主动脉环很小，因此很难在婴幼儿中应用常规的经主动脉室间隔切除术。在这种情况下，改良 Konno 手术对基底梗阻和经心尖入路（或经主动脉和经心尖联合）治疗室间隔中部梗阻可以达到令人满意的长期效果[49]。

（2）对于梗阻性 HCM 有症状患者，若存在其他心脏疾病需要手术治疗的（如乳头肌功能异常、二尖瓣前叶明显延长、二尖瓣本身疾病、冠状动脉疾病和主动脉瓣狭窄），应由有经验的术者行室间隔切除术，一次性纠正所有结构和解剖问题。同样，对于合并阵发性心房颤动的患者，可在室间隔切除术术中进一步行肺静脉隔离术或迷宫术[50,51]。经主动脉室间隔切除术几乎不增加其他心脏手术的风险，并且左心室流出道梗阻的缓解将最大程度地降低术后早期血流动力学不稳定的风险[4-7]。

（3）对于存在外科手术禁忌或因严重并发症或高龄而不适合手术的梗阻性 HCM 患者，在可行的情况下，在有经验的 HCM 中心行酒精间隔消融术是缓解左心室流出道梗阻的首选有创治疗策略[8-10]。

（4）虽然大多数接受室间隔切除术的患者都有晚期症状（NYHA 功能 Ⅲ～Ⅳ 级），但症状较少却有其他明显血流动力学紊乱证据的患者应在三级医院的 HCM 中心接受手术性室间隔切除治疗，以缓解左心室流出道梗阻及其后遗症。数据表明，室间隔切除术可以改善进行性肺动脉高压[11,12,52]、改善有明显运动障碍的患者的预后[13]、逆转左心房扩大[14,15,53]、降低隐匿性消化道出血的风险[41,42]、降低前述原因导致的房性[54]和室性心律失常的发生率[3,18,19]。与无症状二尖瓣病变患者的手术建议类似，早期 HCM 患者的手术应在那些具有最高手术成功率和最低并发症发生率的中心开展（即手术成功率＞ 90%，预期死亡率＜ 1%）[20]。尽管在三级医院的 HCM 中心成功行酒精间隔消融术可改善 NYHA 功能 Ⅱ 级患者的新发心房颤动负担和 NYHA 功能分级，但必须正视在该低风险队列中起搏器植入率和再次介入率较高的问题[8,9,55-58]。

（5）对于部分梗阻症状严重的 HCM 患者，在医患双方充分考虑所有疗法的风险与获益后，可能会选择室间隔切除术作为升级治疗方案。以前，由于手术死亡率为 5%～ 10%，室间隔减容治疗仅推荐应用于大多数有症状的患者。近年来，在手术经验不足的 HCM 中心也观察到了这种程度的死亡率[23]。在三级医院的 HCM 中心，该手术的并发症发生率非常低，适用于那些存在明显心力衰竭症状的患者，这些患者无需等待病情进展到失代偿期（即传统认为的 NYHA 功能 Ⅲ 级和 Ⅳ 级），这与尽早干预心脏瓣膜病相似，可改善患者长期预后[1,10,24,25]。然而，

HCM 患者对症状和生活质量受损的感受可能大不相同，这强调了共同决策在确定最佳干预时机方面的重要性。

（6）没有确切的证据说明室间隔减容治疗对无症状和运动耐量正常的成年 HCM 患者或通过最佳药物治疗可轻松缓解症状的成年患者起到良好效果 [13,21]。

（7）相较于专业的 HCM 中心，二尖瓣置换术更常见于一般的 HCM 医疗中心。虽然瓣膜置换术消除了二尖瓣收缩期前向运动和相关的瓣膜反流以及流出道压差，但与仅行室间隔切除术相比，加行二尖瓣置换术会增加死亡率（超过 10 倍）和延长住院时间 [26]。此外，若由于二尖瓣本身的病变需要在行肌切除术时对瓣膜进行干预，应尽一切努力修复瓣膜，因为与接受室间隔心肌切除术和二尖瓣修复术的患者相比，接受瓣膜置换的患者早期和长期死亡率更高 [27]。

参考文献

[1] Maron BJ, Dearani JA, Ommen SR, et al. Low operative mortality achieved with surgical septal myectomy: role of dedicated hypertrophic cardiomyopathy centers in the management of dynamic subaortic obstruction. J Am Coll Cardiol. 2015(66):1307−1308.

[2] Maron MS, Olivotto I, Zenovich AG, et al. Hypertrophic cardiomyopathy is predominantly a disease of left ventricular outflow tract obstruction. Circulation. 2006(114):2232−2239.

[3] Ommen SR, Maron BJ, Olivotto I, et al. Long−term effects of surgical septal myectomy on survival in patients with obstructive hypertrophic cardiomyopathy. J Am Coll Cardiol. 2005(46):470−476.

[4] Rowin EJ, Maron BJ, Lesser JR, et al. Papillary muscle insertion directly into the anterior mitral leaflet in hypertrophic cardiomyopathy, its identification and cause of outflow obstruction by cardiac magnetic resonance imaging, and its surgical management. Am J Cardiol. 2013(111):1677−1679.

[5] Teo EP, Teoh JG, Hung J. Mitral valve and papillary muscle abnormalities in hypertrophic obstructive cardiomyopathy. Curr Opin Cardiol. 2015(30):475−482.

[6] Di Tommaso L, Stassano P, Mannacio V, et al. Asymmetric septal hypertrophy in patients with severe aortic stenosis: the usefulness of associated septal myectomy. J Thorac Cardiovasc Surg. 2013(145):171−175.

[7] Kayalar N, Schaff HV, Daly RC, et al. Concomitant septal myectomy at the time of aortic valve replacement for severe aortic stenosis. Ann Thorac Surg. 2010(89):459−464.

[8] Batzner A, Pfeiffer B, Neugebauer A, et al. Survival after alcohol septal ablation in patients with hypertrophic obstructive cardiomyopathy. J Am Coll Cardiol. 2018(72):3087−3094.

[9] Nguyen A, Schaff HV, Hang D, et al. Surgical myectomy versus alcohol septal ablation for obstructive hypertrophic cardiomyopathy: a propensity score-matched cohort. J Thorac Cardiovasc Surg. 2019(157):306-315.e303.

[10] Kimmelstiel C, Zisa DC, Kuttab JS, et al. Guideline-based referral for septal reduction therapy in obstructive hypertrophic cardiomyopathy is associated with excellent clinical outcomes. Circ Cardiovasc Interv. 2019(12):e007673.

[11] Mitra A, Ghosh RK, Bandyopadhyay D, et al. Significance of pulmonary hypertension in hypertrophic cardiomyopathy. Curr Probl Cardiol. 2020(45):100398.

[12] Ong KC, Geske JB, Hebl VB, et al. Pulmonary hypertension is associated with worse survival in hypertrophic cardiomyopathy. Eur Heart J Cardiovasc Imaging. 2016(17):604-610.

[13] Desai MY, Bhonsale A, Patel P, et al. Exercise echocardiography in asymptomatic HCM: exercise capacity, and not LV outflow tract gradient predicts long-term outcomes. J Am Coll Cardiol Img. 2014(7):26-36.

[14] Nguyen A, Schaff HV, Nishimura RA, et al. Determinants of reverse remodeling of the left atrium after transaortic myectomy. Ann Thorac Surg. 2018(106):447-453.

[15] Finocchiaro G, Haddad F, Kobayashi Y, et al. Impact of septal reduction on left atrial size and diastole in hypertrophic cardiomyopathy. Echocardiography. 2016(33):686-694.

[16] Blackshear JL, Kusumoto H, Safford RE, et al. Usefulness of von Willebrand factor activity indexes to predict therapeutic response in hypertrophic cardiomyopathy. Am J Cardiol. 2016(117):436-442.

[17] Blackshear JL, Stark ME, Agnew RC, et al. Remission of recurrent gastrointestinal bleeding after septal reduction therapy in patients with hypertrophic obstructive cardiomyopathy-associated acquired von Willebrand syndrome. J Thromb Haemost. 2015(13):191-196.

[18] Desai MY, Smedira NG, Dhillon A, et al. Prediction of sudden death risk in obstructive hypertrophic cardiomyopathy: potential for refinement of current criteria. J Thorac Cardiovasc Surg. 2018(156):750-759.e3.

[19] McLeod CJ, Ommen SR, Ackerman MJ, et al. Surgical septal myectomy decreases the risk for appropriate implantable cardioverter defibrillator discharge in obstructive hypertrophic cardiomyopathy. Eur Heart J. 2007(28):2583-2588.

[20] Otto CM, Nishimura RA, Bonow RO, et al. 2020 ACC/AHA guideline for the management of patients with valvular heart disease: a report of the American College of Cardiology/ American Heart Association Joint Committee on Clinical Practice Guidelines. J Am Coll Cardiol. 2021(77):e25-e197.

[21] Sorajja P, Nishimura RA, Gersh BJ, et al. Outcome of mildly symptomatic or asymptomatic obstructive hypertrophic cardiomyopathy: a long-term follow-up study. J Am Coll Cardiol. 2009(54):234-241.

[22] Ball W, Ivanov J, Rakowski H, et al. Long−term survival in patients with resting obstructive hypertrophic cardiomyopathy comparison of conservative versus invasive treatment. J Am Coll Cardiol. 2011(58):2313−2321.

[23] Kim LK, Swaminathan RV, Looser P, et al. Hospital volume outcomes after septal myectomy and alcohol septal ablation for treatment of obstructive hypertrophic cardiomyopathy: US nationwide inpatient database, 2003 − 2011. JAMA Cardiol. 2016(1):324−332.

[24] Hodges K, Rivas CG, Aguilera J, et al. Surgical management of left ventricular outflow tract obstruction in a specialized hypertrophic obstructive cardiomyopathy center. J Thorac Cardiovasc Surg. 2019(157):2289−2299.

[25] Cui H, Schaff HV, Nishimura RA, et al. Conduction abnormalities and long−term mortality following septal myectomy in patients with obstructive hypertrophic cardiomyopathy. J Am Coll Cardiol. 2019(74):645−655.

[26] Holst KA, Hanson KT, Ommen SR, et al. Septal myectomy in hypertrophic cardiomyopathy: national outcomes of concomitant mitral surgery. Mayo Clin Proc. 2019(94):66−73.

[27] Hong JH, Schaff HV, Nishimura RA, et al. Mitral regurgitation in patients with hypertrophic obstructive cardiomyopathy: implications for concomitant valve procedures. J Am Coll Cardiol. 2016(68):1497−1504.

[28] Holst KA, Schaff HV, Smedira NG, et al. Impact of hospital volume on outcomes of septal myectomy for hypertrophic cardiomyopathy. Ann Thorac Surg. 2022(114):2131−2138.

[29] Nguyen A, Schaff HV. Surgical myectomy: subaortic, midventricular, and apical. Cardiol Clin. 2019(37):95−104.

[30] Hang D, Schaff HV, Ommen SR, et al. Combined transaortic and transapical approach to septal myectomy in patients with complex hypertrophic cardiomyopathy. J Thorac Cardiovasc Surg. 2018(155):2096−2102.

[31] Kunkala MR, Schaff HV, Nishimura RA, et al. Transapical approach to myectomy for midventricular obstruction in hypertrophic cardiomyopathy. Ann Thorac Surg. 2013(96):564−570.

[32] Nguyen A, Schaff HV, Nishimura RA, et al. Does septal thickness influence outcome of myectomy for hypertrophic obstructive cardiomyopathy? Eur J Cardiothorac Surg. 2018(53):582−589.

[33] Balaram SK, Ross RE, Sherrid MV, et al. Role of mitral valve plication in the surgical management of hypertrophic cardiomyopathy. Ann Thorac Surg. 2012(94):1990−1997.

[34] Rastegar H, Boll G, Rowin EJ, et al. Results of surgical septal myectomy for obstructive hypertrophic cardiomyopathy: the Tufts experience. Ann Cardiothorac Surg. 2017(6):353−363.

[35] Vriesendorp PA, Schinkel AF, Soliman OI, et al. Long−term benefit of myectomy and

anterior mitral leaflet extension in obstructive hypertrophic cardiomyopathy. Am J Cardiol. 2015(115):670−675.

[36] Ferrazzi P, Spirito P, Iacovoni A, et al. Transaortic chordal cutting mitral valve repair for obstructive hypertrophic cardiomyopathy with mild septal hypertrophy. J Am Coll Cardiol. 2015(66):1687−1696.

[37] Minakata K, Dearani JA, Nishimura RA, et al. Extended septal myectomy for hypertrophic obstructive cardiomyopathy with anomalous mitral papillary muscles or chordae. J Thorac Cardiovasc Surg. 2004(127):481−489.

[38] Kaple RK, Murphy RT, DiPaola LM, et al. Mitral valve abnormalities in hypertrophic cardiomyopathy: echocardiographic features and surgical outcomes. Ann Thorac Surg. 2008(85):1527−1535.

[39] Schoendube FA, Klues HG, Reith S, et al. Long−term clinical and echocardiographic follow−up after surgical correction of hypertrophic obstructive cardiomyopathy with extended myectomy and reconstruction of the subvalvular mitral apparatus. Circulation. 1995(92): Ⅱ122−Ⅱ127.

[40] Hang D, Schaff HV, Nishimura RA, et al. Accuracy of jet direction on Doppler echocardiography in identifying the etiology of mitral regurgitation in obstructive hypertrophic cardiomyopathy. J Am Soc Echocardiogr. 2019(32):333−340.

[41] Deb SJ, Schaff HV, Dearani JA, et al. Septal myectomy results in regression of left ventricular hypertrophy in patients with hypertrophic obstructive cardiomyopathy. Ann Thorac Surg. 2004(78):2118−2122.

[42] Cho YH, Quintana E, Schaff HV, et al. Residual and recurrent gradients after septal myectomy for hypertrophic cardiomyopathy—mechanisms of obstruction and outcomes of reoperation. J Thorac Cardiovasc Surg. 2014(148):909−915.

[43] Smedira NG, Lytle BW, Lever HM, et al. Current effectiveness and risks of isolated septal myectomy for hypertrophic obstructive cardiomyopathy. Ann Thorac Surg. 2008(85):127−133.

[44] Ralph−Edwards A, Woo A, McCrindle BW, et al. Hypertrophic obstructive cardiomyopathy: comparison of outcomes after myectomy or alcohol ablation adjusted by propensity score. J Thorac Cardiovasc Surg. 2005(129):351−358.

[45] Kwon DH, Setser RM, Thamilarasan M, et al. Abnormal papillary muscle morphology is independently associated with increased left ventricular outflow tract obstruction in hypertrophic cardiomyopathy. Heart. 2008(94):1295−1301.

[46] Sorajja P, Binder J, Nishimura RA, et al. Predictors of an optimal clinical outcome with alcohol septal ablation for obstructive hypertrophic cardiomyopathy. Catheter Cardiovasc Interv. 2013(81):E58−E67.

[47] Agarwal S, Tuzcu EM, Desai MY, et al. Updated meta−analysis of septal alcohol ablation versus myectomy for hypertrophic cardiomyopathy. J Am Coll Cardiol. 2010(55):823−834.

[48] Singh K, Qutub M, Carson K, et al. A meta analysis of current status of alcohol septal ablation and surgical myectomy for obstructive hypertrophic cardiomyopathy. Catheter Cardiovasc Interv. 2016(88):107−115.

[49] Laredo M, Khraiche D, Raisky O, et al. Long−term results of the modified Konno procedure in high−risk children with obstructive hypertrophic cardiomyopathy. J Thorac Cardiovasc Surg. 2018(156):2285−2294.e2.

[50] Chen MS, McCarthy PM, Lever HM, et al. Effectiveness of atrial fibrillation surgery in patients with hypertrophic cardiomyopathy. Am J Cardiol. 2004(93):373−375.

[51] Rowin EJ, Hausvater A, Link MS, et al. Clinical profile and consequences of atrial fibrillation in hypertrophic cardiomyopathy. Circulation. 2017(136):2420−2436.

[52] Geske JB, Konecny T, Ommen SR, et al. Surgical myectomy improves pulmonary hypertension in obstructive hypertrophic cardiomyopathy. Eur Heart J. 2014(35):2032−2039.

[53] Woo A, Williams WG, Choi R, et al. Clinical and echocardiographic determinants of long−term survival after surgical myectomy in obstructive hypertrophic cardiomyopathy. Circulation. 2005(111):2033−2041.

[54] Rowin EJ, Cooper C, Carrick RT, et al. Ventricular septal myectomy decreases long−term risk for atrial fibrillation in patients with hypertrophic cardiomyopathy. Am J Cardiol. 2022(179):70−73.

[55] Osman M, Kheiri B, Osman K, et al. Alcohol septal ablation vs myectomy for symptomatic hypertrophic obstructive cardiomyopathy: systematic review and meta−analysis. Clin Cardiol. 2019(42):190−197.

[56] Vriesendorp PA, Liebregts M, Steggerda RC, et al. Long−term outcomes after medical and invasive treatment in patients with hypertrophic cardiomyopathy. J Am Coll Cardiol HF. 2014(2):630−636.

[57] Liebregts M, Vriesendorp PA, Mahmoodi BK, et al. A systematic review and meta−analysis of long−term outcomes after septal reduction therapy in patients with hypertrophic cardiomyopathy. J Am Coll Cardiol HF. 2015(3):896−905.

[58] Li P, Xue Y, Sun J, et al. Outcome of alcohol septal ablation in mildly symptomatic patients with hypertrophic obstructive cardiomyopathy: a comparison with medical therapy. Clin Cardiol. 2021(44):1409−1415.

3　射血分数保留的非梗阻性 HCM 患者的治疗

3.1　对射血分数保留的非梗阻性 HCM 患者的治疗的建议

（1）对于射血分数保留和有劳力性心绞痛或呼吸困难症状的非梗阻性 HCM 患者，建议使用 β 受体阻滞剂或非二氢吡啶钙通道阻滞剂治疗[1-5]。

建议分类：1 类；证据水平：C 级 - 证据有限

（2）对于射血分数保留的非梗阻性 HCM 患者，当使用 β 受体阻滞剂或非二氢吡啶钙通道阻滞剂后仍然存在持续劳力性呼吸困难时，可以增加口服小剂量利尿剂。

建议分类：2a 类；证据水平：C 级 - 专家共识

（3）尚未证实血管紧张素转换酶抑制剂和血管紧张素受体阻滞剂能有效治疗射血分数保留的非梗阻性 HCM 患者的心绞痛和呼吸困难症状[6]。

建议分类：2b 类；证据水平：C 级 - 证据有限

（4）在经过筛选的心尖 HCM 患者中，如强化药物治疗后患者仍有严重的呼吸困难或心绞痛（NYHA 功能Ⅲ级或Ⅳ级），并且射血分数保留和左心室腔小（左心室舒张末期容积＜ 50 mL/m^2，左心室每搏容积＜ 30 mL/m^2），可考虑由经验丰富的医生行室间隔切除术，以减轻症状[7]。

建议分类：2b 类；证据水平：C 级 - 证据有限

（5）尚未证实无症状的非梗阻性 HCM 患者在使用 β 受体阻滞剂或钙通道阻滞剂方面受益。

建议分类：2b 类；证据水平：C 级 - 专家共识

（6）对于因致病性或可能致病性心肌肌节基因变异而患有非梗阻性 HCM 的年轻患者（年龄≤ 45 岁）和轻度表型 * 患者，缬沙坦可能有助于减缓不良心脏重构[8]。

建议分类：2b 类；证据水平：B 级 - 随机证据

* 轻度表型是指 NYHA 功能Ⅰ级或Ⅱ级、左心室最大壁厚为 13 ～ 25 mm、无二级预防 ICD、无适当 ICD 放电史、无房颤。

3.2　建议的核心

有症状的非梗阻性 HCM 患者的诊断和治疗存在挑战。这与疾病发病、严重程度和不良后果风险的差异有关[9]。与 HCM 相关的死亡事件的总体风险在梗阻性和非梗阻性患者中相似[10]。呼吸困难和胸部不适是非梗阻性 HCM 患者的常见症状。这可能与心脏舒张功能障碍（包括限制性生理因素）或失代偿性心衰、心肌耗氧量增加、微血管功能受损和合并的冠状动脉疾病所引起的左心室充盈压升高相关。研究发现，儿童存在与 HCM 相关的限制性生理学变化，这增加了不良结果的风险[11]。对于有心绞痛或冠状动脉疾病危险因素的患者，应先排除阻塞性冠状动脉疾病[12]。高血压、糖尿病、肥胖、阻塞性睡眠呼吸暂停和缺乏运动等通常是非梗阻性 HCM 患者体能下降和症状加重的主要原因。控制这些合并性症状，结合 HCM 药物治疗，可最大程度地减轻患者的症状负担。目前暂无临床试验前瞻性评估非梗阻性 HCM 患者用药的长期结果。

3.3 建议的循证学证据

（1）对于合并非阻塞性冠状动脉疾病的非梗阻性 HCM 患者，胸部不适的药物治疗与呼吸困难的治疗相当。β 受体阻滞剂和非二氢吡啶类钙拮抗剂是一线药物。这两种药物的目标都是减慢心率，改善舒张功能，降低左心室充盈压并减少心肌耗氧量。只有几个小规模试验评估了这些药物的作用，大多数试验都同时包括了梗阻性和非梗阻性的 HCM 患者。对于没有左心室流出道梗阻的 HCM 患者，维拉帕米或地尔硫卓能有效地减轻胸痛症状并提高运动储备，并可能改善应激性心肌灌注缺损[1-5]。此外，β 受体阻滞剂常用于有症状的患者，这是根据临床经验和梗阻性 HCM 的推断，并非基于临床试验数据[13,14]。应在监测心动过缓或房室传导阻滞时，特别是在联合使用钙拮抗剂和 β 受体阻滞剂的情况下逐渐滴定药物剂量。β 受体阻滞剂应当作为新生儿和儿童患者的一线治疗药物。有限的数据表明，在同龄为 6 个月以上的患儿中，维拉帕米可以安全地作为 β 受体阻滞剂的替代性药物[15]。

（2）袢利尿剂或噻嗪类利尿剂可用于改善非梗阻性 HCM 因容量超负荷时出现的呼吸困难和其他容量超负荷症状。某些患者也可使用醛固酮拮抗剂。需要注意的是要谨慎使用上述利尿剂，应用时通常根据需要间歇给药或长期小剂量治疗，以防止症状性低血压和血容量不足。

（3）几项试点试验表明，血管紧张素受体阻滞剂和血管紧张素转换酶抑制剂可能对心肌结构和功能有益。一项为期 12 个月的纳入 124 例非梗阻性和梗阻性 HCM 患者的安慰剂对照试验（其中 112 例患者左心室流出道压差 ≤ 30 mmHg），并未显示氯沙坦与安慰剂相比对左心室质量、纤维化或功能分级有任

何益处 [6]。然而，使用氯沙坦治疗没有发现临床不良后果，如果需要，也可以用于其他适应证。

（4）心尖广泛肥厚累及至心室中段的患者的左心室舒张末期容量会显著降低，导致严重舒张功能障碍。这往往会导致顽固性心绞痛、呼吸困难和室性心律失常，而可供选择的医疗手段非常有限。研究发现，心尖局部心肌切除术可通过增加左心室腔容积提高每搏输出量和降低左心室舒张末压，从而减少症状，且较为安全 [7]。虽然单中心经验 [7] 表明，由于常规治疗效果差，这类少见的合并严重症状的非梗阻性 HCM 患者的左心室心腔容积较小，上述手术入路可以作为一种选择。实际上，左心室心腔变小的定义已经衍变为：左心室舒张末期容量 < 50 mL/m^2、左心室每搏输出量 < 30 mL/m^2。这种手术方法要求术者有丰富的相关手术经验，应该局限于在专科医院开展。

（5）应用 β 受体阻滞剂和非二氢吡啶类钙拮抗剂，可通过降低左心室舒张压和减慢心率，以改善左心室充盈从而减轻症状。在没有症状的情况下，暂无数据表明此类药物治疗可能有益，但是使用这些药物可能导致窦房结变时性功能不全。对于有症状并且在静息或激发时均无明确的梗阻生理学表现的患者，应考虑医源性变时性功能不全。评估可能包括动态心电图评估，寻找心率稳定期，或进行负荷试验，寻找不匹配的心率反应。目前没有前瞻性数据表明这些药物对非梗阻性 HCM 患者的长期预后有益。

（6）一项纳入了 178 例患者的对缬沙坦的随机、双盲安慰剂对照试验（滴定至美国食品药物管理局批准的最大剂量）显示，年龄在 8 ~ 45 岁的非梗阻性 HCM 患者出现致病性或可能致病性肌节变异、NYHA 功能 Ⅰ ~ Ⅱ 级症状，且其射血分数正常、无二级预防 ICD、无适当 ICD 放电史和既往无室间隔切除术，其左心室壁厚、左心室质量、左心室容积、左心房大小、舒张参数和生物标志物的复合终点降低 [8]。其他血管紧张素受体阻滞剂的试验往往规模较小，包括具有更严重表型表达和（或）没有肌节变异的老年患者。

参考文献

[1] Bourmayan C, Razavi A, Fournier C, et al. Effect of propranolol on left ventricular relaxation in hypertrophic cardiomyopathy: an echographic study. Am Heart J. 1985(109):1311-1316.

[2] Wilmshurst PT, Thompson DS, Juul SM, et al. Effects of verapamil on haemodynamic function and myocardial metabolism in patients with hypertrophic cardiomyopathy. Br Heart J. 1986(56):544−553.

[3] Udelson JE, Bonow RO, O'Gara PT, et al. Verapamil prevents silent myocardial perfusion abnormalities during exercise in asymptomatic patients with hypertrophic cardiomyopathy. Circulation. 1989(79):1052−1060.

[4] Toshima H, Koga Y, Nagata H, et al. Comparable effects of oral diltiazem and verapamil in the treatment of hypertrophic cardiomyopathy. Double−blind crossover study. Jpn Heart J. 1986(27):701−715.

[5] Sugihara H, Taniguchi Y, Ito K, et al. Effects of diltiazem on myocardial perfusion abnormalities during exercise in patients with hypertrophic cardiomyopathy. Ann Nucl Med. 1998(12):349−354.

[6] Axelsson A, Iversen K, Vejlstrup N, et al. Efficacy and safety of the angiotensin Ⅱ receptor blocker losartan for hypertrophic cardiomyopathy: the INHERIT randomised, double−blind, placebo−controlled trial. Lancet Diabetes Endocrinol. 2015(3):123−131.

[7] Nguyen A, Schaff HV, Nishimura RA, et al. Apical myectomy for patients with hypertrophic cardiomyopathy and advanced heart failure. J Thorac Cardiovasc Surg. 2019. S0022−5223(0019)30772−X.

[8] Ho CY, Day SM, Axelsson A, et al. Valsartan in early−stage hypertrophic cardiomyopathy: a randomized phase 2 trial. Nat Med. 2021(27):1818−1824.

[9] Ho CY, Day SM, Ashley EA, et al. Genotype and lifetime burden of disease in hypertrophic cardiomyopathy: insights from the Sarcomeric Human Cardiomyopathy Registry (SHaRE). Circulation. 2018(138):1387−1398.

[10] Pelliccia F, Pasceri V, Limongelli G, et al. Long−term outcome of nonobstructive versus obstructive hypertrophic cardiomyopathy: a systematic review and meta−analysis. Int J Cardiol. 2017(243):379−384.

[11] Webber SA, Lipshultz SE, Sleeper LA, et al. Outcomes of restrictive cardiomyopathy in childhood and the influence of phenotype: a report from the Pediatric Cardiomyopathy Registry. Circulation. 2012(126):1237−1244.

[12] Sorajja P, Ommen SR, Nishimura RA, et al. Adverse prognosis of patients with hypertrophic cardiomyopathy who have epicardial coronary artery disease. Circulation. 2003(108):2342−2348.

[13] Gilligan DM, Chan WL, Joshi J, et al. A double−blind, placebo−controlled crossover trial of nadolol and verapamil in mild and moderately symptomatic hypertrophic cardiomyopathy. J Am Coll Cardiol. 1993(21):1672−1679.

[14] Spoladore R, Maron MS, D'Amato R, et al. Pharmacological treatment options for hypertrophic cardiomyopathy: high time for evidence. Eur Heart J. 2012(33):1724−1733.

[15] Spicer RL, Rocchini AP, Crowley DC, et al. Hemodynamic effects of verapamil in children and adolescents with hypertrophic cardiomyopathy. Circulation. 1983(67):413−420.

4 HCM 合并晚期心衰患者的治疗

4.1 对 HCM 合并晚期心衰患者的治疗的建议

（1）对于左心室射血分数＜ 50% 且收缩功能不全的 HCM 患者，根据左心室射血分数降低的心衰指南进行治疗[1-3]。

建议分类：1 类；证据水平：C 级 - 非随机证据

（2）对于收缩功能不全的 HCM 患者，可开展诊断性试验，以评估收缩功能不全的伴随原因（如冠状动脉疾病）[4,5]。

建议分类：1 类；证据水平：C 级 - 非随机证据

（3）对于非梗阻性 HCM 合并晚期心衰（NYHA 功能Ⅲ～Ⅳ级，已接受经过指南指导下的治疗）的患者，建议进行心肺运动试验，量化功能受限程度，帮助作出选择心脏移植或机械循环支持的决策[6,7]。

建议分类：1 类；证据水平：B 级 - 非随机证据

（4）对于非梗阻性 HCM 合并晚期心衰（NYHA 功能Ⅲ～Ⅳ级，已接受经过指南指导下的治疗）或治疗无效的致命性室性心律失常患者，可根据前述标准评估心脏移植决策[8-13]。

建议分类：1 类；证据水平：B 级 - 非随机证据

（5）对于出现持续收缩功能障碍（左心室射血分数 ＜ 50%）的 HCM 患者，应停用心肌肌球蛋白抑制剂[14]。

建议分类：1 类；证据水平：B 级 - 随机证据

（6）对于出现收缩功能障碍（左心室射血分数 ＜ 50%）的 HCM 患者，可以停用负性肌力药物（特别是维拉帕米、地尔硫卓或丙吡胺）。

建议分类：2a 类；证据水平：C 级 - 专家共识

（7）对于非梗阻性 HCM 合并晚期心衰（NYHA 功能Ⅲ～Ⅳ级，已接受经过指南指导下的治疗）并拟接受心脏移植的患者，可以使用左心室辅助装置过渡到心脏移植[15-19]。

建议分类：2a 类；证据水平：B 级 - 非随机证据

（8）对于左心室射血分数＜ 50% 的 HCM 患者，建议植入 ICD[3,20]。

建议分类：2a 类；证据水平：C 级 - 证据有限

（9）若左心室射血分数＜ 50% 的 HCM 患者在已接受经过指南指导下的治疗

的情况时仍有 NYHA 功能 Ⅱ ～ Ⅲ 级症状和左束支传导阻滞，心脏再同步化治疗可以帮助其改善症状 [21-25]。

建议分类：2a 类；证据水平：C 级 - 证据有限

4.2　建议的核心

心力衰竭症状的常用处理方法如图 7-2 所示。射血分数值经常高估 HCM 患者的心肌收缩功能，因此一般认为，射血分数＜ 50% 的患者的临床结局更差，提示心肌收缩功能显著降低 [2,20,26-29]。尽管射血分数 ＜ 35% 在 HCM 患者中并不常见，但其死亡风险特别高，需要对心衰和恶性室性心律失常进行进一步治疗 [28]。因此，对于已接受指南指导下的治疗的 HCM 合并心衰患者，心衰药物治疗通常从射血分数＜ 50% 开始，其他方面则根据相关指南进行治疗 [1]。ICD 植入同样适用于 HCM 患者心脏性猝死的一级预防，心脏同步化治疗也适用于射血分数＜ 50% 且 NYHA 功能 Ⅲ ～ Ⅳ 级的 HCM 患者。除了左心室射血分数，对于接受优化药物治疗后仍有反复室性心律失常或严重心衰症状（NYHA 功能 Ⅲ ～ Ⅳ 级），且难以施行室间隔减容术的患者，要评估是否进行心脏移植 [10,30]，并使用心肺运动试验进行风险分层 [6,7]。对于 NYHA 功能 Ⅲ ～ Ⅳ 级的症状性心衰患者，可使用左心室辅助装置进行过渡 [17,18]。

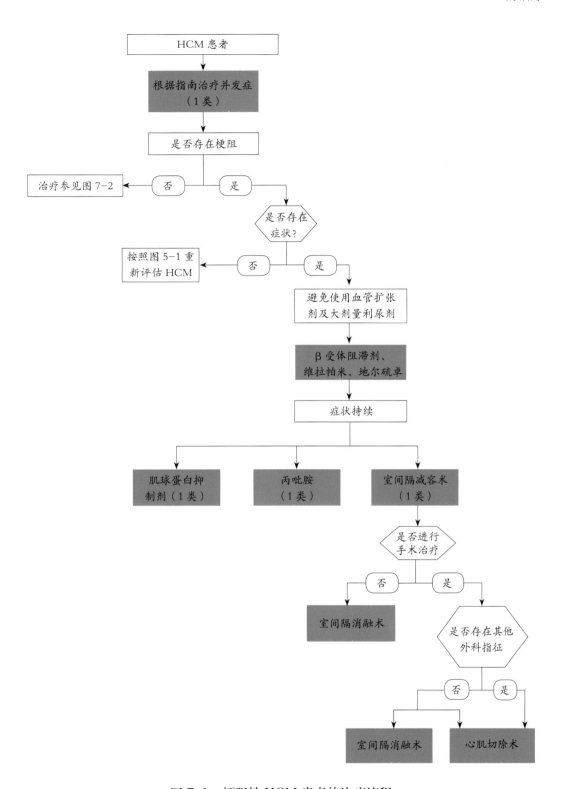

图 7-1　梗阻性 HCM 患者的治疗流程

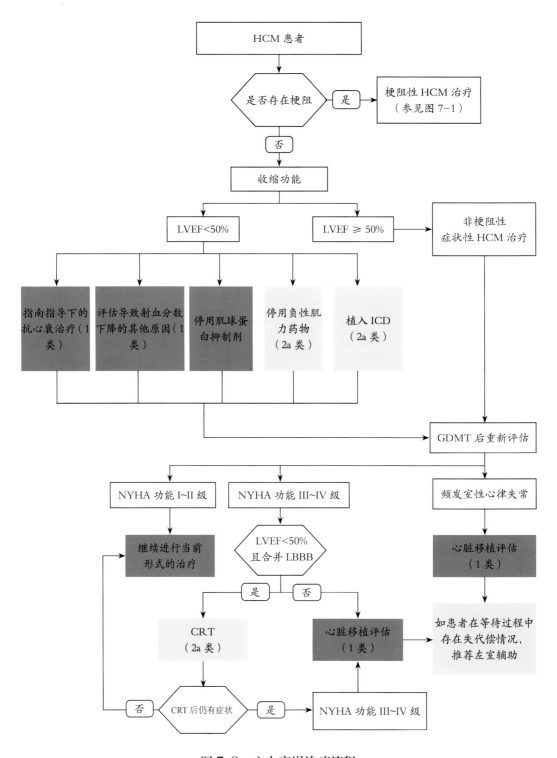

图 7-2　心力衰竭治疗流程

注：如果患者左心室射血分数 <50%，应停用心肌肌球蛋白抑制剂；如果患者左心室射血分数恢复，可从较低剂量开始重新使用。

CRT：心脏再同步化治疗；LVEF：左心室射血分数；GDMT：遵循指南指导的管理和治疗。

4.3　建议的循证学证据

（1）至今尚无与 HCM 合并心衰相关的随机对照试验。对射血分数值正常的 HCM 患者的随机对照试验表明，无论是氯沙坦[31]或是螺内酯[32]，对纤维化标志物、左心室大小、射血分数值或临床症状均无显著影响。观察性研究表明，射血分数＜50% 的 HCM 患者的远期存活率较射血分数值保留的 HCM 患者更低[2,20,26-29]，甚至可能低于扩张型心肌病患者[33]，并且不因左心室扩张与否而发生变化[34]。此外，心肌转录组分析发现，扩张型心肌病和 HCM 之间的基因网络激活存在大量重叠[35,36]。因此，尽管心衰随机对照试验常将 HCM 排除在外，但尚无令人信服的理由认为射血分数值降低的 HCM 足够特殊，以致不能采用在限制性生理条件下使用的众多疗效显著、证据充分且经指南建议的心衰治疗手段[1]。

（2）HCM 合并射血分数值降低这一情况并不常见（约5%），应尽可能寻找其他可能导致左心室功能不全的原因[2,4,5,28,34]。这些原因应包括但不限于相关指南[1]中概述的 HCM 拟表型、冠心病、心脏瓣膜病和代谢紊乱。

（3）心肺运动试验是评价运动情况下个体心肺储备功能和运动耐力的无创检测方法。对于 HCM 患者，运动参数如峰值耗氧量、每分通气量/二氧化碳生成量和通气无氧阈能够预测心衰死亡风险及评估心脏移植需求[6,7]。

（4）HCM 患者，特别是那些对适当治疗有反应的左心室流出道梗阻患者，不需要进行移植评估。然而，部分（3%～8%）HCM 患者出现晚期心衰[2,6,20,28,30]。应当遵循现行临床指南实施心脏移植转诊流程[11]。HCM 患者移植后存活率与其他形式的心脏病患者相当，甚至可能更高[8,9,12,37,38]。重要的是，20%～50% 的晚期心衰 HCM 患者保留了限制性生理功能的射血分数，因此 HCM 的移植转诊并不要求射血分数值降低[12,30]。HCM 合并晚期心衰患者接受机械循环支持的可能性要小得多[39]。这归因于左心室容积过小和不同的血流动力学特征，这可能会增加不良结局的风险，因为一旦被列入移植名单，患者的等待时间较长且选择有限。2018年修订的器官共享心脏移植联合网络分配政策通过独立名单标准和 HCM 特殊优先权解决了上述问题。新的列表标准显著提高了 HCM 患者的移植率并缩短了其等待时间[13]。HCM 患儿在其他干预治疗不适用或对其无反应的情况下，也应考虑进行心脏移植[40]。

（5）玛伐凯泰是一种首创用药（first-in-class）的肌球蛋白抑制剂，可降低心肌收缩力。鉴于这种作用机制，玛伐凯泰可降低左心室射血分数，而左心室射血分数＜50% 是暂时停止研究药物的预先指定的标准。在玛伐凯泰的随机对照试验中，多达 10% 的患者的左心室射血分数下降至 50% 以下[14]。因此，对于那些左心室射血分数 < 50% 的患者，无论其相关体征和症状如何，都需要中断玛伐凯泰相关治疗，以较低剂量恢复（如果左心室射血分数改善）或停用（如果左心室射血分数未改善至 50% 以上）心肌肌球蛋白抑制剂[41]。

（6）尽管缺乏随机对照试验或观察性研究数据，但对于心衰症状恶化的 HCM 患者而言，可能需要停用其他用于 HCM 治疗的负性肌力药物，尤其是维拉帕米、地尔硫卓和丙吡胺。然而，如果上述药物用于控制房颤的心室率，则要结合患者的具体情况以决定是否停用。

（7）传统意义上，HCM 患者并不适合使用左心室辅助装置，因为左心室容积过小且射血分数相对保留。然而，部分病例系列已经证明，在高度选择的 HCM 患者中，持续使用左心室辅助装置能够达到预期结果[15-19]，其中，HCM 合并左心室容积扩大（> 46 mm）的患者，术后远期存活率更高[17,18]。只有少数 HCM 患者接受了左心室辅助装置作为目标性治疗手段，这可能是由于该人群相对于扩张型心肌病患者年龄较小（平均年龄为 52 岁比 57 岁）[18]。关于双心室辅助装置在 HCM 患者中的应用，数据较为有限；关于机械辅助循环装置在小儿 HCM 患者中的应用，数据同样有限。一项纳入 20 例射血分数保留的晚期心衰患儿（包括 3 例 HCM 患儿）的研究显示，这些儿童的存活率很低，只有 50% 的患儿成功脱机或过渡至移植期[42]。

（8）心衰 ICD 一级预防研究通常不纳入 HCM 患者。然而，一项纳入 706 例 HCM 患者的回顾性研究表明，非梗阻性 HCM 患者植入 ICD 的 5 年死亡率较对照组降低 68%。然而，只有 11% 的患者植入了 ICD，8% 的患者射血分数 ≤ 50%，并且未提供具体的死亡原因，因而影响了因果关系的判断[3]。在射血分数为 35% ~ 50% 并植入 ICD 的 HCM 患者中，9% ~ 17% 的患者接受了适当的 ICD 治疗，猝死事件发生率每年约为 2.5 %[2,20,28]。因此，预防性 ICD 植入是 HCM 患者和收缩功能障碍（射血分数 ≤ 50%）患者普遍接受的临床实践[1]。SHaRe (sarcomeric human cardiomyopathy registry，肌小节人类心肌病注册) 研究进一步证明了分级风险谱的可靠性，射血分数 < 35% 的患者恶性心律失常的负担非常高[28]。幼儿患者体形偏小，可能影响 ICD 的植入，应予特殊考虑。

（9）心脏再同步化治疗用于改善射血分数 ≤ 35%、有左束支传导阻滞 QRS ≥ 150 ms 且伴心衰的患者的症状，降低其再住院率，并提高其远期存活率[1]。上述作用是否同样适用于 HCM 患者尚不明确。HCM 患者明确被排除在部分心衰的心脏再同步化治疗随机对照试验之外[43,44]，而在其他临床试验中，HCM

患者的纳入比例并没有明确说明 [45,46]。此外，部分队列研究表明，心脏再同步化治疗对心衰症状、射血分数值和生存率的影响并不一致 [21-25]。需要进行进一步的研究以明确心脏再同步化治疗的作用效应，并建立疾病特异性准入标准。因此，心脏再同步化治疗对于射血分数降低的 HCM 患者的应用价值尚未明确，但预期能改善部分患者的心衰症状和左心室容积。

参 考 文 献

[1] Heidenreich PA, Bozkurt B, Aguilar D, et al. 2022 AHA/ACC/HFSA guideline for the management of heart failure: a report of the American College of Cardiology/American Heart Association Joint Committee on Clinical Practice Guidelines. J Am Coll Cardiol. 2022(79):e263−e421.

[2] Harris KM, Spirito P, Maron MS, et al. Prevalence, clinical profile, and significance of left ventricular remodeling in the end−stage phase of hypertrophic cardiomyopathy. Circulation. 2006(114):216−225.

[3] Hebl VB, Miranda WR, Ong KC, et al. The natural history of nonobstructive hypertrophic cardiomyopathy. Mayo Clin Proc. 2016(91):279−287.

[4] Melacini P, Basso C, Angelini A, et al. Clinicopathological profiles of progressive heart failure in hypertrophic cardiomyopathy. Eur Heart J. 2010(31):2111−2123.

[5] Rowin EJ, Maron MS, Chan RH, et al. Interaction of adverse disease related pathways in hypertrophic cardiomyopathy. Am J Cardiol. 2017(120):2256−2264.

[6] Coats CJ, Rantell K, Bartnik A, et al. Cardiopulmonary exercise testing and prognosis in hypertrophic cardiomyopathy. Circ Heart Fail. 2015(8):1022−1031.

[7] Magri D, Re F, Limongelli G, et al. Heart failure progression in hypertrophic cardiomyopathy—possible insights from cardiopulmonary exercise testing. Circ J. 2016(80):2204−2211.

[8] Kato TS, Takayama H, Yoshizawa S, et al. Cardiac transplantation in patients with hypertrophic cardiomyopathy. Am J Cardiol. 2012(110):568−574.

[9] Lee MS, Zimmer R, Kobashigawa J. Long−term outcomes of orthotopic heart transplantation for hypertrophic cardiomyopathy. Transplant Proc. 2014(46):1502−1505.

[10] Rowin EJ, Maron BJ, Kiernan MS, et al. Advanced heart failure with preserved systolic function in nonobstructive hypertrophic cardiomyopathy: under−recognized subset of candidates for heart transplant. Circ Heart Fail. 2014(7):967−975.

[11] Mehra MR, Canter CE, Hannan MM, et al. The 2016 International Society for Heart Lung Transplantation listing criteria for heart transplantation: a 10−year update. J Heart Lung

Transplant. 2016(35):1−23.

[12] Rowin EJ, Maron BJ, Abt P, et al. Impact of advanced therapies for improving survival to heart transplant in patients with hypertrophic cardiomyopathy. Am J Cardiol. 2018(121):986−996.

[13] Fowler CC, Helmers MR, Smood B, et al. The modified US heart allocation system improves transplant rates and decreases status upgrade utilization for patients with hypertrophic cardiomyopathy. J Heart Lung Transplant. 2021(40):1181−1190.

[14] Olivotto I, Oreziak A, Barriales−Villa R, et al. Mavacamten for treatment of symptomatic obstructive hypertrophic cardiomyopathy (EXPLORER−HCM): a randomised, double−blind, placebo−controlled, phase 3 trial. Lancet. 2020(396):759−769.

[15] Topilsky Y, Pereira NL, Shah DK, et al. Left ventricular assist device therapy in patients with restrictive and hypertrophic cardiomyopathy. Circ Heart Fail. 2011(4):266−275.

[16] Muthiah K, Phan J, Robson D, et al. Centrifugal continuous−flow left ventricular assist device in patients with hypertrophic cardiomyopathy: a case series. ASAIO J. 2013(59):183−187.

[17] Grupper A, Park SJ, Pereira NL, et al. Role of ventricular assist therapy for patients with heart failure and restrictive physiology: improving outcomes for a lethal disease. J Heart Lung Transplant. 2015(34):1042−1049.

[18] Patel SR, Saeed O, Naftel D, et al. Outcomes of restrictive and hypertrophic cardiomyopathies after LVAD: an INTERMACS analysis. J Card Fail. 2017(23):859−867.

[19] Yagi N, Seguchi O, Mochizuki H, et al. Implantation of ventricular assist devices in hypertrophic cardiomyopathy with left ventricular systolic dysfunction. ESC Heart Fail. 2021(8):5513−5522.

[20] Rowin EJ, Maron BJ, Carrick RT, et al. Outcomes in patients with hypertrophic cardiomyopathy and left ventricular systolic dysfunction. J Am Coll Cardiol. 2020(75):3033−3043.

[21] Rogers DP, Marazia S, Chow AW, et al. Effect of biventricular pacing on symptoms and cardiac remodelling in patients with end−stage hypertrophic cardiomyopathy. Eur J Heart Fail. 2008(10):507−513.

[22] Gu M, Jin H, Hua W, et al. Clinical outcome of cardiac resynchronization therapy in dilated−phase hypertrophic cardiomyopathy. J Geriatr Cardiol. 2017(14):238−244.

[23] Cappelli F, Morini S, Pieragnoli P, et al. Cardiac resynchronization therapy for end−stage hypertrophic cardiomyopathy: the need for disease−specific criteria. J Am Coll Cardiol. 2018(71):464−466.

[24] Killu AM, Park JY, Sara JD, et al. Cardiac resynchronization therapy in patients with end−stage hypertrophic cardiomyopathy. Europace. 2018(20):82−88.

[25] Rowin EJ, Mohanty S, Madias C, et al. Benefit of cardiac resynchronization therapy in end−stage nonobstructive hypertrophic cardiomyopathy. J Am Coll Cardiol EP.

2019(5):131-133.

[26] Biagini E, Coccolo F, Ferlito M, et al. Dilated-hypokinetic evolution of hypertrophic cardiomyopathy: prevalence, incidence, risk factors, and prognostic implications in pediatric and adult patients. J Am Coll Cardiol. 2005(46):1543-1550.

[27] Ismail TF, Jabbour A, Gulati A, et al. Role of late gadolinium enhancement cardiovascular magnetic resonance in the risk stratification of hypertrophic cardiomyopathy. Heart. 2014(100):1851-1858.

[28] Marstrand P, Han L, Day SM, et al. Hypertrophic cardiomyopathy with left ventricular systolic dysfunction: insights from the SHaRe Registry. Circulation. 2020(141):1371-1383.

[29] Wasserstrum Y, Larranaga-Moreira JM, Martinez-Veira C, et al. Hypokinetic hypertrophic cardiomyopathy: clinical phenotype, genetics, and prognosis. ESC Heart Fail. 2022(9):2301-2312.

[30] Pasqualucci D, Fornaro A, Castelli G, et al. Clinical spectrum, therapeutic options, and outcome of advanced heart failure in hypertrophic cardiomyopathy. Circ Heart Fail. 2015(8):1014-1021.

[31] Axelsson A, Iversen K, Vejlstrup N, et al. Efficacy and safety of the angiotensin II receptor blocker losartan for hypertrophic cardiomyopathy: the INHERIT randomised, double-blind, placebo-controlled trial. Lancet Diabetes Endocrinol. 2015(3):123-131.

[32] Maron MS, Chan RH, Kapur NK, et al. Effect of spironolactone on myocardial fibrosis and other clinical variables in patients with hypertrophic cardiomyopathy. Am J Med. 2018(131):837-841.

[33] Hamada T, Kubo T, Kitaoka H, et al. Clinical features of the dilated phase of hypertrophic cardiomyopathy in comparison with those of dilated cardiomyopathy. Clin Cardiol. 2010(33):E24-E28.

[34] Cheng S, Choe YH, Ota H, et al. CMR assessment and clinical outcomes of hypertrophic cardiomyopathy with or without ventricular remodeling in the end-stage phase. Int J Cardiovasc Imaging. 2018(34):597-605.

[35] Burke MA, Chang S, Wakimoto H, et al. Molecular profiling of dilated cardiomyopathy that progresses to heart failure. JCI Insight. 2016(1):e86898.

[36] Chaffin M, Papangeli I, Simonson B, et al. Single-nucleus profiling of human dilated and hypertrophic cardiomyopathy. Nature. 2022(608):174-180.

[37] Maron MS, Kalsmith BM, Udelson JE, et al. Survival after cardiac transplantation in patients with hypertrophic cardiomyopathy. Circ Heart Fail. 2010(3):574-579.

[38] Zuñiga Cisneros J, Stehlik J, Selzman CH, et al. Outcomes in patients with hypertrophic cardiomyopathy awaiting heart transplantation. Circ Heart Fail. 2018(11):e004378.

[39] Sridharan L, Wayda B, Truby LK, et al. Mechanical circulatory support device utilization and heart transplant waitlist outcomes in patients with restrictive and hypertrophic

cardiomyopathy. Circ Heart Fail. 2018(11):e004665.

[40] Singh TP, Almond CS, Piercey G, et al. Current outcomes in US children with cardiomyopathy listed for heart transplantation. Circ Heart Fail. 2012(5):594−601.

[41] CAMZYOS [package insert]. Bristol−Myers Squibb Company, 2022. https:// packageinserts.bms.com/pi/pi_camzyos.pdf. Accessed September 142022.

[42] Su JA, Menteer J. Outcomes of Berlin Heart EXCOR® pediatric ventricular assist device support in patients with restrictive and hypertrophic cardiomyopathy. Pediatr Transplant. 2017(21):e13048.

[43] Bristow MR, Feldman AM, Saxon LA. Heart failure management using implantable devices for ventricular resynchronization: Comparison of Medical Therapy, Pacing, and Defibrillation in Chronic Heart Failure (COMPANION) trial. J Card Fail. 2000(6):276− 285.

[44] Tang AS, Wells GA, Arnold M, et al. Resynchronization/defibrillation for ambulatory heart failure trial: rationale and trial design. Curr Opin Cardiol. 2009(24):1−8.

[45] Cleland JG, Daubert JC, Erdmann E, et al. The effect of cardiac resynchronization on morbidity and mortality in heart failure. N Engl J Med. 2005(352):1539−1549.

[46] Moss AJ, Hall WJ, Cannom DS, et al. Cardiac−resynchronization therapy for the prevention of heart−failure events. N Engl J Med. 2009(361):1329−1338.

5 HCM 合并房颤患者的治疗

5.1 对合并房颤患者的治疗的建议

（1）对于 HCM 合并临床房颤接受抗凝治疗的患者，直接口服抗凝药为一线选择，维生素 K 拮抗剂为二线选择，与 CHA_2DS_2-VASc 评分无关[1-5]。

建议分类：1 类；证据水平：B 级 – 非随机证据

（2）对于心脏设备或监护仪检测到的持续时间超过 24 小时的 HCM 合并亚临床房颤患者，直接口服抗凝药为一线选择，维生素 K 拮抗剂为二线选择，与 CHA_2DS_2-VASc 评分无关[1,6-8]。

建议分类：1 类；证据水平：C 级 – 证据有限

（3）在计划采取心率控制策略的房颤患者，可使用 β 受体阻滞剂、维拉帕米或地尔硫卓，但是选择药物时要考虑患者偏好和其他合并疾病[9,10]。

建议分类：1 类；证据水平：C 级 – 证据有限

（4）对于 HCM 合并亚临床房颤患者，要评估房颤发作持续时间、总房颤负荷以及潜在危险因素和出血风险，可以将直接口服抗凝药作为一线选择，维生素 K 拮抗剂作为二线选择[1,6-8,11]。

建议分类：2a 类；证据水平：C 级 – 证据有限

（5）对于 HCM 房颤耐受性差的患者，应根据房颤症状的严重程度、患者的偏好和其他合并疾病选择药物，使用心脏复律或抗心律失常药物的心律控制策略有益[9,12-24]。

建议分类：2a 类；证据水平：B 级 – 非随机证据

（6）对于 HCM 合并症状性房颤患者，当药物治疗无效、存在禁忌证或患者不依从时，可进行导管消融治疗房颤[12,25,26]，作为房颤节律控制策略的一部分。

建议分类：2a 类；证据水平：B 级 – 非随机证据

（7）对于需要接受外科室间隔切除术的 HCM 合并房颤患者，同时进行房颤消融手术有利于控制其房颤节律[13,27-29]。

建议分类：2a 类；证据水平：B 级 – 非随机证据

5.2 建议的核心

HCM 患者常常出现房颤，其致残率更高、生活质量受损、卒中风险增加，其治疗包括预防血栓栓塞事件和控制症状。在普通人群中使用的传统卒中风险评分系统不能用于 HCM 患者。维生素 K 拮抗剂对预防卒中有效，最近的研究也支持使用直接口服抗凝药[1-5]。心脏装置或监护仪检测到的无症状房颤也会增加卒中风险，因此决定采取抗凝治疗方式时应考虑发作持续时间和潜在风险因素。当需要采取节律控制策略时，有几种抗心律失常药物是安全和有效的，可以根据具体情况和患者偏好个性化用药。对于 HCM 合并房颤患者，导管消融也是一个重要的选择，但是其效果不如非肥厚型心肌病患者群，而且需要更频繁地重复手术和同时使用抗心律失常药物。外科房颤消融通常伴随着心耳切除，对于接受外科部分心肌切除的患者来说是一种潜在的节律控制策略。外科房颤消融或迷宫手术并不经常作为孤立的手术指征。HCM 患者的室上性心律失常和心房扑动的发生率可能不会增加，其治疗方法通常与无 HCM 的人群相似。

5.3 建议的循证学证据

（1）临床房颤是指患者寻求医疗救治的有症状性房颤。虽然没有随机对照试验证实，但合并房颤的 HCM 患者发生全身栓塞的风险很高。一项纳入 33 项研究共 7381 例患者的荟萃分析显示，房颤患者的血栓栓塞症总患病率为 27.09%，每 10 例患者中就有 3.75 例患病[1]。卒中风险与 $CHA_2DS_2 - VASc$ 评分无关[30]，绝大多数得分为 0 的患者也可能发生卒中。多项研究表明，正在接受抗凝治疗尤其是服用华法林并且国际标准化比值（international normalized ratio，INR）为 2 ～ 3 的患者，卒中风险可能降低[2,30]。有文献显示，直接口服抗凝药与使用华法林同样有效，并且还有其他优点，如提高患者满意度和长期疗效好[3-5]。虽然已经在非 HCM 患者群中评估了左心耳封堵器的适应证，但这些试验中纳入的 HCM 患者病例数极其有限，故左心耳封堵术对于 HCM 的作用仍需进一步证实。心房扑动患者的抗凝治疗与房颤患者相同[14]。

（2）与非 HCM 患者一样，HCM 患者的心电监测也可检测到亚临床或无症状性房颤。有研究显示，经过 595 天的中位随访，在 30 例 HCM 患者中有 16 例（53%）出现了无症状性房颤[7]；另一项研究显示，在 114 例 HCM 患者中有 29 例（25%）检测到房颤，其年化发病率为 4%/ 年[6]。非 HCM 的患者无症状性房颤与血栓栓塞症的风险增加有关，但是低于临床房颤的风险[8]。在无症状性房颤治疗中启用抗凝手段的房颤持续时间阈值仍存在相当大的争议，因为定义和量化房颤持续时间的研究之间区别很大。然而，更多的数据表明，持续时间较长的房颤发作，其血栓栓塞的发生风险更高。ASSERT（atrial fibrillation reduction atrial pacing trial）亚组研究表明，只有房颤发作时间 > 24 小时才会增加卒中风险 [15]。同样影响风险的还有房颤总负荷 [11] 和传统风险因素，而持续几秒钟的、非常短的发作不会增加风险 [16,17]。对检测到的房颤进行诊断时，检查存储的心内电描记图对于排除伪影或假阳性至关重要。

（3）由于 HCM 患者对房颤的耐受性较差，节律控制策略通常为首选的治疗手段，与历史对照组相比，采用节律控制策略可改善预后 [9,10]。对于选择了心率控制策略的患者（如患者个人选择、抗心律失常药物无效或不耐受），可采用非二氢吡啶类钙拮抗剂、β 受体阻滞剂或两者联用。理论上，地高辛可能会由于正性变力作用而加重左心室流出道梗阻。然而，在没有压差的情况下，地高辛是一个潜在的选择，目前缺乏关于这一人群药物疗效的数据。应该根据年龄、合并性疾病、并发症以及症状的严重程度因人而异选择药物，根据心率控制的充分程度和药物的副作用（包括过度的心动过缓）以调整剂量。对于低血压、静息呼吸困难且静息压差很高（如 > 100 mmHg）的患者，应避免服用维拉帕米。房室结消融联合起搏器植入术可能是难治性病例最后的治疗选择。

（4）无症状性房颤常见于患有 HCM 同时植入心脏装置的患者 [6,7]，且与血栓栓塞症的风险增加有关 [8]。然而，无症状性房颤风险增高的最短持续时间还没有准确定义，因为风险的高低似乎取决于基础疾病。尽管 ASSERT 研究的数据显示，只有发作 > 24 小时会明显增加卒中风险 [15]，但其他证据表明，持续时间较短的房颤发作可能会给合并传统危险因素的患者带来危险 [16]。ASSERT 研究显示，卒中绝对风险随着 $CHADS_2$ 评分的增加而增加，在评分 > 2 分的患者中可达到 3.78/ 年。Botto 等人根据房颤持续时间和 $CHADS_2$ 分值对风险进行分层，结果显示，$CHADS_2$ 分值为 1 分时仅在房颤持续时间 > 24 小时时风险增加，而 $CHADS_2$ 分值为 2 分时，发作 > 5 分钟即可增加风险 [19]。在 HCM 患者中没有类似的风险分层，但基本明确了患有 HCM 的人群的卒中风险因素，包括年龄增长、既往栓塞事件、NYHA 功能分级、左房内径、血管疾病和左心室壁最大厚度 [30]。当观察到房颤持续时间很短时，应继续监测，因为房颤的负担可能会加重。

（5）研究表明，采用目前的治疗方法可以有效控制 HCM 患者的房颤，与历史对照组相比，其发病率和死亡率较低 [9,10]。一般来说，在 HCM 患者选择中药物控制心律的策略是基于对全体房颤人群的研究进行推断而得出的。然而，有报告表明，对于患有 HCM 的人群，数种药物是安全有效的（表 7-1）。胺碘酮已经使用了很多年，通常被优先选择 [10,20]。丙吡胺已经安全地用于缓解左心室流出道梗阻，但尚不确定其对房颤治疗的疗效 [21,22]。关于 IC 类抗心律失常药物的数据有限，尚未明确其用于治疗结构性心脏病患者时的安全性。如需使用，在植入 ICD 的情况下，使用 IC 类抗心律失常药物治疗是最安全的 [10]。Ⅲ类抗心律失常药物也有相关应用。一项纳入 25 例 HCM 患者的报告显示，多非利特具有良好的耐受性且有助于治疗房颤 [13]。索他洛尔的安全性也得到了证明，在儿科患者中常口服或静脉内给药 [23,24,31,32]。在依处方使用抗心律失常药物时，要遵循美国食品和药物管理局规定的安全预防措施。

（6）导管消融在治疗房颤和典型心房扑动中起着重要作用。尽管在这一领域尚无随机对照试验，但已有多项针对 HCM 患者接受导管消融治疗药物难治性房颤的荟萃分析。其中一项研究比较了对合并房颤的 HCM 患者组与非 HCM 患者组间行导管消融术的差异 [12,25]。总体上，导管消融术是安全的且仍然是一种重要的治疗手段。然而，与非 HCM 患者组相比，对 HCM 患者组行导管消融术的结果似乎不那么乐观，其复发风险增加 2 倍，需要更频繁地重复手术，同时使用更多的抗心律失常药物，这可能是由于 HCM 患者的电生理和心肌重构的复杂程度高于非 HCM 患者组 [25]。导致心房重构的因素包括左心室流出道梗阻、舒张功能不全、二尖瓣反流等。可以推测，在疾病的早期阶段进行积极的干预会更有效，但这一推测还未得到证实，估计心肌重塑仍会有持续的进展。基于这一点，有学者建议采用一种更广泛的导管消融方法，即使用线状消融和与肺静脉无关的触发灶消融，以提高手术的长期有效性 [26]。

（7）HCM 患者对房颤的耐受性往往较差，因此有时需要实施积极的节律控制策略。与普通房颤人群相比，HCM 患者的导管消融治疗成功率较低，外科房颤消融是一种潜在的节律控制选择，特别是对于在心脏直视手术下进行外科局部心肌切除的患者。外科手术可减轻左心室流出道梗阻压差和二尖瓣反流，限制甚至逆转负性心房重构，同期进行外科房颤消融可以减轻房颤负荷。有几项研究已经报告了令人满意的中期疗效，但这些报告纳入的病例数普遍较少，而且手术的长期有效性似乎随着时间的推移而降低 [27,29]。一项研究纳入了较多应用外科手术治疗房颤的患者，结果显示，导管消融患者（49 例）1 年内房颤复发率为 44%，迷宫手术患者（72 例）1 年房颤复发率为 75%（$P < 0.001$）。这项研究还显示，外科手术消融 3 年内房颤复发率为 70%，左心房大小是复发的预测因子 [10]。

表 7-1　HCM 合并房颤患者的抗心律失常药物治疗选择

抗心律失常药物	治疗房颤的效果	不良反应	毒性	在 HCM 患者中的应用
丙吡胺	中等	抗胆碱能心衰	QTc 延长、尖端室扭转	特别适用于早发性房颤；通常与房室结阻断剂联合使用
氟卡尼和普罗帕酮	—	QRS 延长	致心律失常、典型房扑	在没有 ICD 的情况下，一般不建议使用
索他洛尔	中等	疲劳、心动过缓	QTc 延长、尖端室扭转	合理
多非利特	中等	头痛	QTc 延长、尖端室扭转	合理
决奈达隆	低	心衰	QTc 延长	—
胺碘酮	中—高	心动过缓	肝脏、肺、甲状腺、皮肤、神经系统；QTc 延长	合理

参考文献

[1] Guttmann OP, Rahman MS, O'Mahony C, et al. Atrial fibrillation and thromboembolism in patients with hypertrophic cardiomyopathy: systematic review. Heart. 2014(100):465-472.

[2] Maron BJ, Olivotto I, Bellone P, et al. Clinical profile of stroke in 900 patients with hypertrophic cardiomyopathy. J Am Coll Cardiol. 2002(39):301-307.

[3] Jung H, Yang PS, Jang E, et al. Effectiveness and safety of non-vitamin K antagonist oral anticoagulants in patients with atrial fibrillation with hypertrophic cardiomyopathy: a nationwide cohort study. Chest. 2019(155):354-363.

[4] Noseworthy PA, Yao X, Shah ND, et al. Stroke and bleeding risks in NOAC- and warfarin-treated patients with hypertrophic cardiomyopathy and atrial fibrillation. J Am Coll Cardiol. 2016(67):3020-3021.

[5] Dominguez F, Climent V, Zorio E, et al. Direct oral anticoagulants in patients with hypertrophic cardiomyopathy and atrial fibrillation. Int J Cardiol. 2017(248):232-238.

[6] van Velzen HG, Theuns DAMJ, Yap SC, et al. Incidence of device-detected atrial fibrillation and long-term outcomes in patients with hypertrophic cardiomyopathy. Am J Cardiol. 2017(119):100-105.

[7] Wilke I, Witzel K, Münch J, et al. High incidence of de novo and subclinical atrial

fibrillation in patients with hypertrophic cardiomyopathy and cardiac rhythm management device. J Cardiovasc Electrophysiol. 2016(27):779−784.

[8] Mahajan R, Perera T, Elliott AD, et al. Subclinical device−detected atrial fibrillation and stroke risk: a systematic review and meta−analysis. Eur Heart J. 2018(39):1407−1415.

[9] Rowin EJ, Hausvater A, Link MS, et al. Clinical profile and consequences of atrial fibrillation in hypertrophic cardiomyopathy. Circulation. 2017(136):2420−2436.

[10] Olivotto I, Cecchi F, Casey SA, et al. Impact of atrial fibrillation on the clinical course of hypertrophic cardiomyopathy. Circulation. 2001(104):2517−2524.

[11] Boriani G, Glotzer TV, Santini M, et al. Device−detected atrial fibrillation and risk for stroke: an analysis of >10000 patients from the SOS AF project (Stroke prevention Strategies based on Atrial Fibrillation information from implanted devices). Eur Heart J. 2014(35):508−516.

[12] Zhao DS, Shen Y, Zhang Q, et al. Outcomes of catheter ablation of atrial fibrillation in patients with hypertrophic cardiomyopathy: a systematic review and meta−analysis. Europace. 2016(18):508−520.

[13] Bassiouny M, Lindsay BD, Lever H, et al. Outcomes of nonpharmacologic treatment of atrial fibrillation in patients with hypertrophic cardiomyopathy. Heart Rhythm. 2015(12):1438−1447.

[14] Page RL, Joglar JA, Caldwell MA, et al. 2015 ACC/AHA/HRS guideline for the management of adult patients with supraventricular tachycardia: a report of the American College of Cardiology/American Heart Association Task Force on Clinical Practice Guidelines and the Heart Rhythm Society. J Am Coll Cardiol. 2016(67):e27−e115.

[15] van Gelder IC, Healey JS, Crijns HJGM, et al. Duration of device−detected subclinical atrial fibrillation and occurrence of stroke in ASSERT. Eur Heart J. 2017(38):1339−1344.

[16] Gorenek B, Bax J, Boriani G, et al. Device−detected subclinical atrial tachyarrhythmias: definition, implications and management—an European Heart Rhythm Association (EHRA) consensus document. Europace. 2017(19):1556−1578.

[17] Swiryn S, Orlov MV, Benditt DG, et al. Clinical implications of brief device−detected atrial tachyarrhythmias in a cardiac rhythm management device population: results from the Registry of Atrial Tachycardia and Atrial Fibrillation Episodes. Circulation. 2016(134):1130−1140.

[18] Healey JS, Connolly SJ, Gold MR, et al. Subclinical atrial fibrillation and the risk of stroke. N Engl J Med. 2012(366):120−129.

[19] Botto GL, Padeletti L, Santini M, et al. Presence and duration of atrial fibrillation detected by continuous monitoring: crucial implications for the risk of thromboembolic events. J Cardiovasc Electrophysiol. 2009(20):241−248.

[20] Robinson K, Frenneaux MP, Stockins B, et al. Atrial fibrillation in hypertrophic cardiomyopathy: a longitudinal study. J Am Coll Cardiol. 1990(15):1279−1285.

[21] Sherrid MV, Barac I, McKenna WJ, et al. Multicenter study of the efficacy and safety of disopyramide in obstructive hypertrophic cardiomyopathy. J Am Coll Cardiol. 2005(45):1251–1258.

[22] Adler A, Fourey D, Weissler–Snir A, et al. Safety of outpatient initiation of disopyramide for obstructive hypertrophic cardiomyopathy patients. J Am Heart Assoc. 2017(6):e005152.

[23] Moore JC, Trager L, Anzia LE, et al. Dofetilide for suppression of atrial fibrillation in hypertrophic cardiomyopathy: a case series and literature review. Pacing Clin Electrophysiol. 2018(41):396–401.

[24] Miller CAS, Maron MS, Estes NAM, et al. Safety, side effects and relative efficacy of medications for rhythm control of atrial fibrillation in hypertrophic cardiomyopathy. Am J Cardiol. 2019(123):1859–1862.

[25] Providencia R, Elliott P, Patel K, et al. Catheter ablation for atrial fibrillation in hypertrophic cardiomyopathy: a systematic review and meta–analysis. Heart. 2016(102):1533–1543.

[26] Santangeli P, Di Biase L, Themistoclakis S, et al. Catheter ablation of atrial fibrillation in hypertrophic cardiomyopathy: long–term outcomes and mechanisms of arrhythmia recurrence. Circ Arrhythm Electrophysiol. 2013(6):1089–1094.

[27] Chen MS, McCarthy PM, Lever HM, et al. Effectiveness of atrial fibrillation surgery in patients with hypertrophic cardiomyopathy. Am J Cardiol. 2004(93):373–375.

[28] Bogachev–Prokophiev AV, Afanasyev AV, Zheleznev SI, et al. Concomitant ablation for atrial fibrillation during septal myectomy in patients with hypertrophic obstructive cardiomyopathy. J Thorac Cardiovasc Surg. 2018(155):1536–1542.e2.

[29] Lapenna E, Pozzoli A, De Bonis M, et al. Mid–term outcomes of concomitant surgical ablation of atrial fibrillation in patients undergoing cardiac surgery for hypertrophic cardiomyopathy. Eur J Cardiothorac Surg. 2017(51):1112–1118.

[30] Guttmann OP, Pavlou M, O'Mahony C, et al. Prediction of thrombo–embolic risk in patients with hypertrophic cardiomyopathy (HCM Risk–CVA). Eur J Heart Fail. 2015(17):837–845.

[31] Valdés SO, Miyake CY, Niu MC, et al. Early experience with intravenous sotalol in children with and without congenital heart disease. Heart Rhythm. 2018(15):1862–1869.

[32] Tanel RE, Walsh EP, Lulu JA, et al. Sotalol for refractory arrhythmias in pediatric and young adult patients: initial efficacy and long–term outcome. Am Heart J. 1995(130):791–797.

6 HCM 合并室性心律失常的治疗

6.1 对 HCM 合并室性心律失常处理的治疗

（1）对于患有 HCM 且反复发作并对最大限度抗心律失常药物治疗和消融术无效的患者、对危及生命的室性心动过速耐受性差的患者，应评估心脏移植的适应证[1,2]。

建议分类：1 类；证据水平：B 级－非随机证据

（2）在成人 HCM 合并症状性室性心律失常或反复 ICD 电击（已使用 β 受体阻滞剂）的患者，应综合考虑年龄、合并性疾病、疾病严重程度、患者偏好以及疗效和安全性的权衡，选择相应的抗心律失常药物治疗（如胺碘酮、多非利特、美西律或索他洛尔）[3-6]。

建议分类：1 类；证据水平：B 级－非随机证据*，C 级－证据有限†

（3）对于 HCM 合并复发性室性心律失常（已使用 β 受体阻滞剂）的患儿，应综合考虑年龄、并发症、疾病严重程度、患者偏好以及疗效和安全性，选择使用抗心律失常药物，包括胺碘酮[3,4]、美西律[6]和索他洛尔[3,4]。

建议分类：1 类；证据水平：C 级－证据有限

（4）对于 HCM 和起搏功能强的 ICD 患者，可采用程控抗心动过速起搏将电击风险降至最低[7,8]。

建议分类：1 类；证据水平：C 级－证据有限；

（5）对于 HCM 合并复发性、症状性、持续性单形室性心动过速的患者，或程控后仍然反复发生 ICD 放电的患者，或抗心律失常药物治疗无效、不耐受或其并非首选药物的患者，可以采用导管消融减轻心律失常负担[9-11]。

建议分类：2a 类；证据水平：C 级－证据有限

* 表示胺碘酮的证据水平。

† 表示多非利特、美西律或索他洛尔的证据水平。

6.2 建议的核心

对于植入 ICD 的 HCM 患者，治疗的重要目标是预防复发性室性心动过速，因为 ICD 放电与生活质量下降和预后欠佳密切相关[12]。目前缺乏 HCM 患者室性心动过速的相关数据，大部分关于室性心动过速二级预防的研究来自对非 HCM 患者的研究。应尽可能因人而异选择药物。尽管存在相关副作用，并且对总生存期没有任何改善，但通常认为胺碘酮是最佳的药物。因为大部分室性心动过速的类型是单形室性心动过速和心室扑动，ICD 的抗心动过速起搏功能也能减少放电频率。在抗心律失常药物和优化 ICD 程控无效的情况下，可选择导管消融手术。

6.3　建议的循证学证据

（1）心脏移植的转诊流程应当遵循现行的临床指南。心脏移植并非绝对要求射血分数降低，因为射血分数保留的患者也有可能进展为生理机能严重受限或并发顽固性室性心律失常的晚期心衰 [1,2,13]。

（2）大部分合并室性心动过速的 HCM 患者可能已经接受了 β 受体阻滞剂的治疗，且通常是首选的治疗方案。因为缺少针对肥厚型心肌患者群进行的关于减少 ICD 放电的用药研究，所以只能根据纳入不同疾病亚组的研究进行推测。一项 OPTIC（optimal pharmacological therapy in cardioverter defibrillator patients，心律转复除颤患者最佳药物治疗）试验将 412 例室性心律失常患者随机分为胺碘酮联合 β 受体阻滞剂组、索他洛尔组或单用 β 受体阻滞剂组。随访 1 年发现，ICD 放电比率在单用 β 受体阻滞剂组为 38.5%，在索他洛尔组为 24.3%，在胺碘酮联合 β 受体阻滞剂组为 10.3%[3]，故胺碘酮被认为是最佳的药物，应注意其副作用也会相应增加 [3]。一项纳入 30 例患者的观察性研究发现，Ⅲ类抗心律失常药物多非利特能在其他药物无效的情况下减少 ICD 放电频率 [5]。虽然目前缺乏美西律有效性的相关证据，但通常将其作为胺碘酮的辅助药物 [6]。一项纳入 8 项研究和 2268 例患者的荟萃分析证实，抗心律失常药物治疗的临床获益主要来自胺碘酮，但胺碘酮对总生存期没有影响 [4]。尚不明确 IC 类抗心律失常药物普罗帕酮和氟卡尼的安全性和有效性，以及用于缺血性心脏病患者时是否存在安全隐患 [14]。

（3）针对 HCM 患儿，通常选用 β 受体阻滞剂作为复发性室性心动过速的一线治疗药物。如果室性心动过速反复发作（尤其是更快或更长的发作以及可能诱发 ICD 放电的发作），可以使用额外的抗心律失常药物以缓解症状，预防恶性心律失常事件的发生，或减少不必要的 ICD 放电。有致心律失常风险的药物通常在医院使用。即使是适当的 ICD 放电也会导致患儿出现心理创伤，因此要保证 ICD 的放电频率最小化。对于接受最大剂量抗心律失常药物治疗后仍发生 ICD 放电的患儿，导管消融等替代疗法的研究数据十分有限。现有去交感神经支配的报道，但仅限于病例报告[15-17]。

（4）ICD 植入可用于预防心脏性猝死并提高 HCM 患者的远期存活率[18]。过去普遍认为 HCM 患者心脏性猝死的发生机制是心室颤动。实际上，抗心动过速起搏能够终止室性心律失常，包括单形室性心动过速和心室扑动，似乎比过去认为的更常见。在 71 例植入 ICD 的 HCM 患者的 149 例次的心律失常中，74 次为心室颤动，18 次为心室扑动，57 次为单形室性心动过速。此外，抗心动过速起搏能够有效终止 74% 室性心律失常的发作[7]，这对于有单形室性心动过速发作风险的患者（如合并心尖室壁瘤）尤为重要，但是其他快速室性心律失常的患者也同样受益。

（5）对于复发性室性心律失常的 HCM 患者，除了药物治疗，通常需要额外的治疗手段。一项纳入 22 例已接受导管消融术治疗的患者的研究显示，其手术成功率为 73%，且没有严重并发症。需要注意的是，有 58% 的患者需行心外膜消融术[9]。心尖室壁瘤是持续单形室性心动过速的常见来源，在 14 例并发室性心动过速的心尖室壁瘤患者中，11 例在消融术后 12 个月无复发，其中，9 例持续单形室性心动过速患者接受心外膜和心内膜联合消融术，无室性心动过速的患者存活率 78%[11]。因此，对于某些 HCM 患者，心外膜和心内膜联合消融术对抗心律失常药物和优化 ICD 方案无效的单形室性心动过速是一种相当安全和有效的选择。一项荟萃分析（包括 6 项研究）证实了这一发现[19]。一项病例系列研究显示，室壁瘤切除术对 3 例并发持续性室性心律失常的心尖室壁瘤患者有效，可作为导管消融术的替代性治疗方案。没有接受过手术的心尖室壁瘤患者，也可考虑接受抗凝治疗，以减少血栓栓塞的发病风险[20]。在小儿患者中，年龄和心脏大小是行导管消融术时必须考虑的因素。难治性室性心动过速 / 心室颤动的另一种治疗手段是左心交感神经切除术，其有效性已在个案报道中得到证实[15]。

参考文献

[1] Rowin EJ, Maron BJ, Abt P, et al. Impact of advanced therapies for improving survival to heart transplant in patients with hypertrophic cardiomyopathy. Am J Cardiol. 2018(121):986–996.

[2] Rowin EJ, Maron BJ, Kiernan MS, et al. Advanced heart failure with preserved systolic function in nonobstructive hypertrophic cardiomyopathy: under-recognized subset of candidates for heart transplant. Circ Heart Fail. 2014(7):967–975.

[3] Connolly SJ, Dorian P, Roberts RS, et al. Comparison of beta-blockers, amiodarone plus beta-blockers, or sotalol for prevention of shocks from implantable cardioverter defibrillators: the OPTIC study: a randomized trial. JAMA. 2006(295):165-171.

[4] Santangeli P, Muser D, Maeda S, et al. Comparative effectiveness of antiarrhythmic drugs and catheter ablation for the prevention of recurrent ventricular tachycardia in patients with implantable cardioverter-defibrillators: a systematic review and meta-analysis of randomized controlled trials. Heart Rhythm. 2016(13):1552-1559.

[5] Baquero GA, Banchs JE, Depalma S, et al. Dofetilide reduces the frequency of ventricular arrhythmias and implantable cardioverter defibrillator therapies. J Cardiovasc Electrophysiol. 2012(23):296-301.

[6] Gao D, van Herendael H, Alshengeiti L, et al. Mexiletine as an adjunctive therapy to amiodarone reduces the frequency of ventricular tachyarrhythmia events in patients with an implantable defibrillator. J Cardiovasc Pharmacol. 2013(62):199-204.

[7] Link MS, Bockstall K, Weinstock J, et al. Ventricular tachyarrhythmias in patients with hypertrophic cardiomyopathy and defibrillators: triggers, treatment, and implications. J Cardiovasc Electrophysiol. 2017(28):531-537.

[8] Wilkoff BL, Fauchier L, Stiles MK, et al. 2015 HRS/EHRA/APHRS/SOLAECE expert consensus statement on optimal implantable cardioverter-defibrillator programming and testing. J Arrhythm. 2016(32):1-28.

[9] Santangeli P, Di Biase L, Lakkireddy D, et al. Radiofrequency catheter ablation of ventricular arrhythmias in patients with hypertrophic cardiomyopathy: safety and feasibility. Heart Rhythm. 2010(7):1036-1042.

[10] Igarashi M, Nogami A, Kurosaki K, et al. Radiofrequency catheter ablation of ventricular tachycardia in patients with hypertrophic cardiomyopathy and apical aneurysm. J Am Coll Cardiol EP. 2018(4):339-350.

[11] Dukkipati SR, d' Avila A, Soejima K, et al. Long-term outcomes of combined epicardial and endocardial ablation of monomorphic ventricular tachycardia related to hypertrophic cardiomyopathy. Circ Arrhythm Electrophysiol. 2011(4):185-194.

[12] Borne RT, Varosy PD, Masoudi FA. Implantable cardioverter-defibrillator shocks: epidemiology, outcomes, and therapeutic approaches. JAMA Intern Med. 2013(173):859-865.

[13] Mehra MR, Canter CE, Hannan MM, et al. The 2016 International Society for Heart Lung Transplantation listing criteria for heart transplantation: a 10-year update. J Heart Lung Transplant. 2016(35):1-23.

[14] Echt DS, Liebson PR, Mitchell LB, et al. Mortality and morbidity in patients receiving encainide, flecainide, or placebo. The Cardiac Arrhythmia Suppression Trial. N Engl J Med. 1991(324):781-788.

[15] Raskin JS, Liu JJ, Abrao A, et al. Minimally invasive posterior extrapleural thoracic

sympathectomy in children with medically refractory arrhythmias. Heart Rhythm. 2016(13):1381−1385.

[16] Price J, Mah DY, Fynn−Thompson FL, et al. Successful bilateral thoracoscopic sympathectomy for recurrent ventricular arrhythmia in a pediatric patient with hypertrophic cardiomyopathy. HeartRhythm Case Rep. 2020(6):23−26.

[17] Pfammatter JP, Paul T, Lehmann C, et al. Efficacy and proarrhythmia of oral sotalol in pediatric patients. J Am Coll Cardiol. 1995(26):1002−1007.

[18] Maron BJ, Shen WK, Link MS, et al. Efficacy of implantable cardioverter−defibrillators for the prevention of sudden death in patients with hypertrophic cardiomyopathy. N Engl J Med. 2000(342):365−373.

[19] Garg J, Kewcharoen J, Shah K, et al. Clinical outcomes of radiofrequency catheter ablation of ventricular tachycardia in patients with hypertrophic cardiomyopathy. J Cardiovasc Electrophysiol. 2023(34):219−224.

[20] Nguyen A, Schaff HV. Electrical storms in patients with apical aneurysms and hypertrophic cardiomyopathy with midventricular obstruction: a case series. J Thorac Cardiovasc Surg. 2017(154):e101−e103.

第 8 章

HCM 患者的生活方式

1 娱乐活动和竞技体育

1.1 对 HCM 患者参与娱乐活动和竞技体育的建议 *

（1）对于大多数 HCM 患者，轻、中等强度的休闲活动有利于其改善心肺功能、身体功能和生活质量，促进其整体健康，可使用普通人群的体育活动指南[1-3]。

建议分类：1 类；证据水平：B 级 - 随机证据

（2）对于患有 HCM 的运动员，由专家综合评估其参与运动的潜在风险并共同讨论其治疗相关内容[4]。

建议分类：1 类；证据水平：C 级 - 专家共识

（3）HCM 基因型阳性、表型阴性者，可以参加任何强度的竞技运动[5,6]。

建议分类：2a 类；证据水平：B 级 - 非随机证据

（4）HCM 患者在进行每年的综合评估和与医生共同讨论风险和获益后，可以参加剧烈的娱乐活动[4,5,7,8]。

建议分类：2a 类；证据水平：B 级 - 非随机证据

（5）有高水平运动能力的 HCM 患者，在专家评估后，可以考虑参加竞技体育。患者应与专家及相关人员进行年度综合评估并共同决策，评估潜在的收益和风险[5,9-14]。

建议分类：2b 类；证据水平：B 级 - 非随机证据

（6）对于大多数 HCM 患者，没有必要全面限制其参与剧烈体育活动或竞技运动[5,11-13]。

建议分类：3 类 - 无获益；证据水平：B 级 - 非随机证据

（7）对于 HCM 患者，不应仅为了参加竞技体育而植入 ICD[10]。

建议分类：3 类 - 有害；证据水平：C 级 - 专家共识

* 运动强度可以通过代谢当量进行分类（轻度：< 3 个代谢当量；中度：3 ～ 6 个代谢当量；重度：> 6 个代谢当量[15]），也可以通过评估时的最大心率百分比（轻度：40% ～ 50%；中度：50% ～ 70%；重度：> 70%）或通过 Borg 评分表中感知的运动水平（轻度：7 ～ 12 分；中度：13 ～ 14 分；重度：≥ 15 分）进行分类[16]。娱乐锻炼的目的是休闲，不需要系统训练，也没有超越他人或与他人竞争的目的。竞技体育涉及以与他人竞争为主要目的的多层次系统训练，包括高中、大学、硕士、半职业或职业体育活动。

1.2　建议的核心

定期参与体育锻炼对人体健康的益处是众所周知的，可以降低心血管疾病的总体风险。大多数 HCM 患者至少可以从轻度到中等强度的运动中受益。一些没有或仅有轻微症状限制的 HCM 患者，能够进行剧烈活动或竞技运动，但应高度重视身体健康和（或）运动表现。随着相关研究数据的增加以及对促进患者自主性和共同决策的重视，目前对 HCM 患者娱乐锻炼和竞技运动的建议越来越完善[4,17,18]。尽管既往观察性研究表明，HCM 是竞技体育中运动员心脏性猝死最常见的原因之一[19]，但有前瞻性研究显示，HCM 导致年轻个体（包括运动员）发生心脏性猝死的比例 < 10%[20-31]。尽管与锻炼相关的心脏性猝死风险存在不确定性，以及这些数据提供了一些保证，但有关剧烈运动或竞技运动的细微差别和具体的个人因素需要由专业专家进行年度评估，包括对潜在益处和风险的共同平衡讨论以及个人的应急准备计划[4,17,18,32,33]。

1.3　建议的循证学证据

（1）目前，HCM 患者普遍缺乏体育锻炼[34,35]。成人患者应每周至少进行 150 ～ 300 分钟中等强度或 75 ～ 150 分钟高强度的有氧运动，儿童患者每天至少进行 60 分钟中等强度至高强度的有氧运动[36]。一项研究显示，将遵循中等强度的运动处方的成人患者与进行常规活动的患者进行比较，在 4 个月的运动训练后，测定其峰值耗氧量，显示前者的运动能力显著改善，身体机能主观改善[1]。未观察到重大不良事件和运动训练后非致死性心律失常的增加。部分患者可能需要一段时间的运动监督。HCM 患儿通常可以在学校参加体育课，可以选择不分级、不计时或不计分的运动项目。

（2）有关专家要在熟悉与激烈运动和参与相关的证据和最新研究的基础上提出专业指导，并与患者进行共同决策[4]。应提醒患者避免脱水或暴露于极端环境（如高温、潮湿）下，尤其是患有梗阻性生理疾病的患者。这种共同决策也可以为患者制定应急准备方案。

（3）基因型阳性、表型阴性 HCM 患者心脏性猝死发生率较低[6]。目前，还没有针对基因型阳性、表型阴性个体心脏性猝死的准确的风险预测模型。一项前瞻性研究显示，在基因型阳性、表型阴性者（共 126 例）中未观察到心律失常事件，包括那些参加剧烈运动或参加竞技运动的患者[5]。考虑到心脏性猝死家族史、体育活动类型以及患者及其家庭的风险承受能力，医生通常应与患者及其家属共同决定是否参加竞技运动。不应限制表型阴性者参加竞技运动，也无需采用动态心电图和运动负荷试验进行常规监测，除非患者家族史显示有心脏性猝死的高风险或日常监测是运动开始前筛选参加者的一部分工作。此类人群可以每 1 ～ 2 年评估一次正在参与的竞技体育项目的安全性。

（4）许多没有症状限制或症状限制很小的 HCM 患者能够进行高强度的运动，且他们往往注重保持身体健康。回顾性数据未显示参加剧烈运动的 HCM 患者的室性心律失常发生状况[7]。此外，一项基于韩国全国人群的前瞻性队列研究显示，在确诊 HCM 的患者中（平均年龄 59 岁），运动量最高的前 1/3 的患者（包括运动量 ≥ 8 代谢当量的患者）心血管死亡率最低（运动量最大：2.7%；中等运动量：3.8%；运动量最少的前 1/3 患者：4.7%。$p < 0.001$）[8]。一项针对成人和儿童 HCM 患者（8 ～ 60 岁，NYHA 功能 Ⅰ ～ Ⅱ 级）的前瞻性观察研究显示，与适度运动或运动量较小的患者相比，运动剧烈的患者并无发生心律失常事件[5]。值得注意的是，此研究中的大多数患者都在经验丰富的 HCM 中心接受治疗，并接受密切的随访和监测。因此，尽管这些数据可以为患者和医生之间关于参与剧烈运动的讨论提供信息，但这些讨论应基于年度综合临床评估和风险评估而进行，由具有处理 HCM 患者经验的专家使用个性化框架与患者进行共同决策。

（5）一些没有症状限制或症状限制很小的 HCM 患者能够进行高强度的运动训练，并高度重视身体机能。一项前瞻性研究表明，与退出竞技运动的成年 HCM 患者相比，继续参加竞技运动的成人患者的室性心律失常的负担相似[11-13]。植入 ICD 的运动员的 ICD 放电率与非竞技人群相似，大多数放电发生在训练或比赛之外，且目前无与放电相关的受伤或死亡报告[9,10]。一项大型前瞻性研究表明了娱乐锻炼和竞技运动对心律失常事件的影响，研究纳入了 259 名参加竞技运动的人士，包括 42 名就读高中或大学的 HCM 竞技运动员，随访时间超过 3 年。研究发现，与适度锻炼或完全不锻炼的个人相比，患有 HCM 的竞技运动员的心律失常风险没有增加 [5]。尽管这些数据可以为患者和医生之间关于参加竞技体育的讨论提供信息，但这些研究未纳入所有类型的运动员。因此，对 HCM 竞技运动员是否参与竞技体育而进行的评估和共同决策应因人而异，应由具有 HCM 竞技运动员专业知识的专业人士展开，且至少每年重复一次 [4,32]。有组织的体育运动中，参与者最终资格决定可能涉及代表学校或团队的第三方（如团队医生、顾问、机构领导）。

（6）目前的前瞻性研究表明，与不能参加运动的人 [5] 或退出竞技运动的运动员相比，参与竞技运动的 HCM 患者的心脏性猝死风险并未增加 [11-13]。

（7）心脏性猝死风险分层和 ICD 植入指征应当遵循指南提出的相关建议，并且与相关的运动评定程序无关。不恰当的 ICD 植入会给患者带来不必要的器械性并发症，应当尽量避免 [37,38]。

参 考 文 献

[1] Saberi S, Wheeler M, Bragg-Gresham J, et al. Effect of moderate-intensity exercise training on peak oxygen consumption in patients with hypertrophic cardiomyopathy: a randomized clinical trial. JAMA. 2017(317):1349-1357.

[2] Klempfner R, Kamerman T, Schwammenthal E, et al. Efficacy of exercise training in symptomatic patients with hypertrophic cardiomyopathy: results of a structured exercise training program in a cardiac rehabilitation center. Eur J Prev Cardiol. 2015(22):13-19.

[3] Arnett DK, Blumenthal RS, Albert MA, et al. 2019 ACC/AHA guideline on the primary prevention of cardiovascular disease: a report of the American College of Cardiology/American Heart Association Task Force on Clinical Practice Guidelines. J Am Coll Cardiol. 2019(74):e177-e232.

[4] Baggish AL, Ackerman MJ, Lampert R. Competitive sport participation among athletes with heart disease: a call for a paradigm shift in decision making. Circulation. 2017(136):1569-1571.

[5] Lampert R, Ackerman MJ, Marino BS, et al. Vigorous exercise in patients with hypertrophic cardiomyopathy. JAMA Cardiol. 2023(8):595-605.

[6] Christiaans I, Birnie E, Bonsel GJ, et al. Manifest disease, risk factors for sudden cardiac death, and cardiac events in a large nationwide cohort of predictively tested hypertrophic

cardiomyopathy mutation carriers: determining the best cardiological screening strategy. Eur Heart J. 2011(32):1161−1170.

[7] Dejgaard LA, Haland TF, Lie OH, et al. Vigorous exercise in patients with hypertrophic cardiomyopathy. Int J Cardiol. 2018(250):157−163.

[8] Kwon S, Lee HJ, Han KD, et al. Association of physical activity with all−cause and cardiovascular mortality in 7666 adults with hypertrophic cardiomyopathy (HCM): more physical activity is better. Br J Sports Med. 2021(55):1034−1040.

[9] Lampert R, Olshansky B, Heidbuchel H, et al. Safety of sports for athletes with implantable cardioverter−defibrillators: results of a prospective, multinational registry. Circulation. 2013(127):2021−2030.

[10] Lampert R, Olshansky B, Heidbuchel H, et al. Safety of sports for athletes with implantable cardioverter−defibrillators: long−term results of a prospective multinational registry. Circulation. 2017(135):2310−2312.

[11] Pelliccia A, Lemme E, Maestrini V, et al. Does sport participation worsen the clinical course of hypertrophic cardiomyopathy? Clinical outcome of hypertrophic cardiomyopathy in athletes. Circulation. 2018(137):531−533.

[12] Turkowski KL, Bos JM, Ackerman NC, et al. Return−to−play for athletes with genetic heart diseases. Circulation. 2018(137):1086−1088.

[13] Tobert KE, Bos JM, Garmany R, et al. Return−to−play for athletes with long QT syndrome or genetic heart diseases predisposing to sudden death. J Am Coll Cardiol. 2021(78):594−604.

[14] Martinez KA, Bos JM, Baggish AL, et al. Return−to−play for elite athletes with genetic heart diseases predisposing to sudden cardiac death. J Am Coll Cardiol. 2023(82):661−670.

[15] Ainsworth BE, Haskell WL, Herrmann SD, et al. 2011 compendium of physical activities: a second update of codes and MET values. Med Sci Sports Exerc. 2011(43):1575−1581.

[16] Borg G. Ratings of perceived exertion and heart rates during short−term cycle exercise and their use in a new cycling strength test. Int J Sports Med. 1982(3):153−158.

[17] Saberi S, Day SM. Exercise and hypertrophic cardiomyopathy: time for a change of heart. Circulation. 2018(137):419−421.

[18] Maron BJ, Nishimura RA, Maron MS. Shared decision−making in HCM. Nat Rev Cardiol. 2017(14):125−126.

[19] Maron BJ, Doerer JJ, Haas TS, et al. Sudden deaths in young competitive athletes: analysis of 1866 deaths in the United States, 1980 − 2006. Circulation. 2009(119):1085−1092.

[20] Thiene G, Rizzo S, Schiavon M, et al. Structurally normal hearts are uncommonly associated with sudden deaths in athletes and young people. J Am Coll Cardiol. 2019(73):3031−3032.

[21] Bagnall RD, Weintraub RG, Ingles J, et al. A prospective study of sudden cardiac death among children and young adults. N Engl J Med. 2016(374):2441−2452.

[22] Corrado D, Basso C, Rizzoli G, et al. Does sports activity enhance the risk of sudden death in adolescents and young adults? J Am Coll Cardiol. 2003(42):1959−1963.

[23] Harmon KG, Drezner JA, Maleszewski JJ, et al. Pathogeneses of sudden cardiac death in National Collegiate Athletic Association athletes. Circ Arrhythm Electrophysiol. 2014(7):198−204.

[24] Ullal AJ, Abdelfattah RS, Ashley EA, et al. Hypertrophic cardiomyopathy as a cause of sudden cardiac death in the young: a meta−analysis. Am J Med. 2016(129):486−496. e482.

[25] Eckart RE, Shry EA, Burke AP, et al. Sudden death in young adults: an autopsy−based series of a population undergoing active surveillance. J Am Coll Cardiol. 2011(58):1254−1261.

[26] Harmon KG, Asif IM, Klossner D, et al. Incidence of sudden cardiac death in National Collegiate Athletic Association athletes. Circulation. 2011(123):1594−1600.

[27] Weissler−Snir A, Allan K, Cunningham K, et al. Hypertrophic cardiomyopathy−related sudden cardiac death in young people in Ontario. Circulation. 2019(140):1706−1716.

[28] Aro AL, Nair SG, Reinier K, et al. Population burden of sudden death associated with hypertrophic cardiomyopathy. Circulation. 2017(136):1665−1667.

[29] Landry CH, Allan KS, Connelly KA, et al. Sudden cardiac arrest during participation in competitive sports. N Engl J Med. 2017(377):1943−1953.

[30] Finocchiaro G, Radaelli D, D'Errico S, et al. Sudden cardiac death among adolescents in the United Kingdom. J Am Coll Cardiol. 2023(81):1007−1017.

[31] Petek BJ, Churchill TW, Moulson N, et al. Sudden cardiac death in National Collegiate Athletic Association athletes: a 20−year study. Circulation. 2024(149):80−89.

[32] Etheridge SP, Saarel EV, Martinez MW. Exercise participation and shared decision−making in patients with inherited channelopathies and cardiomyopathies. Heart Rhythm. 2018(15):915−920.

[33] Pelto HF, Drezner JA. Design and implementation of an emergency action plan for sudden cardiac arrest in sport. J Cardiovasc Transl Res. 2020(13):331−338.

[34] Reineck E, Rolston B, Bragg−Gresham JL, et al. Physical activity and other health behaviors in adults with hypertrophic cardiomyopathy. Am J Cardiol. 2013(111):1034−1039.

[35] Sweeting J, Ingles J, Timperio A, et al. Physical activity in hypertrophic cardiomyopathy: prevalence of inactivity and perceived barriers. Open Heart. 2016(3):e000484.

[36] Piercy KL, Troiano RP, Ballard RM, et al. The Physical Activity Guidelines for Americans. JAMA. 2018(320):2020−2028.

[37] Ommen SR, Mital S, Burke MA, et al. 2020 AHA/ACC guideline for the diagnosis and treatment of patients with hypertrophic cardiomyopathy: a report of the American College of Cardiology/American Heart Association Joint Committee on Clinical Practice Guidelines. J Am Coll Cardiol. 2020(76):e159−e240.

[38] Elliott PM, Anastasakis A, Borger MA, et al. 2014 ESC guidelines on diagnosis and management of hypertrophic cardiomyopathy: the Task Force for the Diagnosis and Management of Hypertrophic Cardiomyopathy of the European Society of Cardiology (ESC). Eur Heart J. 2014(35):2733−2779.

2 职业

2.1 对 HCM 患者职业的建议

（1）对于 HCM 患者，如果没有植入 ICD 或心脏性猝死的任何主要风险因素，并且遵循指南进行治疗，则可以驾驶机动车 [1]。

建议分类：2a 类；证据水平：C 级 – 专家共识

（2）对于诊断为 HCM 的飞行员，可以在遵循指南建议的情况下驾驶飞机执行任务，前提是飞行员无症状，经评估确认为心脏性猝死低风险层级，并且可以在 85% 的峰值心率下完成最大距平板负荷试验 [2]。

建议分类：2a 类；证据水平：C 级 – 专家共识

（3）HCM 患者可考虑在全面临床评估、心脏性猝死风险分层和指导方针管理实施后从事需要进行体力劳动、重举或高水平的体力劳动的职业。

建议分类：2b 类；证据水平：C 级 – 专家共识

2.2 建议的核心

HCM 患者在职业选择上受到诸多限制，尤其是突发的意识丧失有可能使患者本人或其他人处于危险境地。对于某些职业（驾驶汽车和飞机），需符合相关规定要求。

2.3 建议的循证学证据

（1）相关指南规定，没有心脏性猝死相关主要风险因素的 HCM 患者，无需植入 ICD 即可获得驾驶许可 [1]。

（2）相关指南没有将 HCM 列入驾驶飞机的禁忌。此外，有报告指出，对于无症状的 HCM 患者，允许其承担多种飞行任务 [2]。对于非飞行机组成员的 HCM 患者，则没有任何限制。

（3）需要参加大量重体力劳动（如建筑行业）或高水平体力劳动（如执法和消防领域）的职业，可能会给 HCM 患者带来一定风险，在患者突发意识丧失的情况下，也可能会给同事或公众带来一定风险。因此，兼顾个体差异并在共同决策机制下给出合理建议是十分重要的。

参 考 文 献

[1] U.S. Department of Transportation, Federal Aviation Administration. Medical Certification. Accessed September 142022. https://www.fmcsa.dot.gov/regulations/medical/cardiovascular-advisory-panel-guidelines-medical-examination-commercial-motor.

[2] D'Arcy JL, Manen O, Davenport ED, et al. Heart muscle disease management in aircrew. Heart. 2019(105):s50-s56.

3 妊娠

3.1 对 HCM 患者妊娠的建议

（1）对患有 HCM 和房颤或其他抗凝适应证的孕妇，建议使用低分子量肝素或维生素 K 拮抗剂（每日最大治疗剂量＜ 5 mg）预防发生卒中[1,2]。

建议分类：1 类；证据水平：B 级－非随机证据

（2）对于患有 HCM 的孕妇，应使用选定的 β 受体阻滞剂治疗与流出道梗阻或心律失常相关的症状，同时监测胎儿生长情况[3,4]。

建议分类：1 类；证据水平：C 级－证据有限

（3）对于大多数 HCM 孕妇，阴道分娩是首选分娩方式[3,5]。

建议分类：1 类；证据水平：C 级－证据有限

（4）对于有 HCM 孕妇的家庭，应为其提供孕前、产前的生殖和遗传咨询[3-6]。

建议分类：1 类；证据水平：B 级－非随机证据

（5）对于 HCM 孕妇，应为其建立心脏病专科医生和产科医生之间的协调机制。对于高危 HCM 孕妇，应咨询母婴医学专家。

建议分类：1 类；证据水平：C 级－专家共识

（6）对于临床稳定的 HCM 妇女，怀孕通常是安全的，如果她们希望怀孕，则应与医生共同讨论母婴的潜在风险，并开始指导性治疗[7-10]。

建议分类：2a 类；证据水平：C 级－证据有限

（7）HCM 孕妇若出现新发或复发的房颤，尤其是有症状时，可以进行心脏复律治疗[6,11]。

建议分类：2a 类；证据水平：C 级－证据有限

（8）孕妇患 HCM 时，可以实施全身麻醉或硬膜外麻醉，但要注意避免低血压的发生[8]。

建议分类：2a 类；证据水平：C 级－证据有限

（9）对于 HCM 孕妇，可以进行连续超声心动图检查，尤其是在血流动力学负荷最高的中期或晚期，或出现临床症状时。

建议分类：2a 类；证据水平：C 级－专家共识

（10）在为 HCM 孕妇提供产前咨询后，可以考虑进行胎儿超声心动图检查，诊断胎儿是否患有 HCM。

建议分类：2b 类；证据水平：C 级 - 专家共识

（11）玛伐凯泰存在潜在的致畸副作用，孕妇禁用此药。

建议分类：3 类 - 有害；证据水平：C 级 - 专家共识

3.2 建议的核心

大部分 HCM 女性患者对妊娠的耐受性良好。有文献显示，近 17 年间患有 HCM 的孕产妇的死亡率非常低，仅有 3 例猝死，且全部发生在高危（和 1 例未确诊）患者中 [7-10]。HCM 孕妇中，约 25% 会出现相关症状（呼吸困难、胸痛和心悸）和并发症（心衰和心律失常），其中大部分在妊娠前就有症状。左心室流出道梗阻与无梗阻的妇女的预后无差别。

3.3 建议的循证学证据

（1）房颤与 HCM 患者的卒中风险相关，抗凝治疗可以减少卒中事件发生风险 [12-14]。妊娠期间使用低分子量肝素和低剂量华法林抗凝，其风险尚在可接受的范围内 [2]，且应根据相关指南用药 [1]。关于妊娠期使用直接口服抗凝药物的安全性，相关数据不足。一项荟萃分析表明，与低分子量肝素或华法林相比，这类药物会提高胎儿并发症的发生率 [15]。

（2）患者妊娠期间，使用大多数 β 受体阻滞剂（如美托洛尔、比索洛尔、拉贝洛尔、吲哚洛尔和普萘洛尔）是安全的，但是阿替洛尔有一些对胎儿造成潜在风险的证据。服用 β 受体阻滞剂的孕妇应更密切地监测胎儿生长情况和关注胎儿是否有心动过缓的现象 [3,4]。

（3）患有心血管疾病（包括心肌病）的孕妇分娩期间的不良事件发生率很低（3% ~ 4%），其阴道分娩和剖宫产的结果相似 [5]。孕妇在分娩期间对 Valsalva 动作的耐受性良好。接受剖宫产术的妇女出血率（包括需要输血的产妇的严重出血发生率）更高。因此，行剖宫产术应仅限于产科原因、产妇急性心脏病或其他健康原因。医患应该在妊娠中期结束前完善分娩计划。

（4）产前遗传咨询有助于解释疾病遗传的风险以及讨论潜在的生殖选择。这些生殖选择包括胚胎植入前基因诊断、胎儿筛查、产前检测和婴儿出生后的基因检测。咨询时可以讨论每一种选择的利弊，这样个人或夫妻双方就可以在充分知情的情况下做出关于产前基因检测和胎儿筛查的决定 [3-6]。

（5）由心脏病专家和母婴医学专家组成的多学科医疗团队可以为 HCM 孕妇提供全面管理和检测。

（6）医患应当共同讨论女性 HCM 患者能否妊娠。妊娠期间的孕产妇死亡率非常低，心脏事件主要发生在孕前有症状和发生心脏事件的患者中[7-10]。对于那些有明显症状的妇女，评估了受孕前可以降低风险的治疗方案。根据患者情况，治疗方案包括对患有难治性症状的左心室流出道梗阻妇女进行室间隔减容治疗，对患有心衰的妇女进行积极的心衰治疗，以及对有室性心律失常高危特征的妇女进行植入 ICD 治疗。

（7）大多数抗心律失常药物因有潜在的致畸作用而在妊娠期禁用，并且其中有许多药物不适用于 HCM 患者。妊娠期间进行电复律对胎儿的风险最小，是 HCM 孕妇恢复窦性心律的首选方法，特别是对于有症状的患者[6]。为了降低与心脏复律相关的血栓栓塞风险，需要根据孕妇所处的妊娠期和抗凝对胎儿的风险进行个体化抗凝治疗。

（8）为了让孕妇更舒适地分娩，硬膜外麻醉和全身麻醉是常见的麻醉模式。对于 HCM 孕妇，只要注意避免低血压，这两种麻醉方式通常都没有禁忌证[8]。

（9）大部分并发症发生在妊娠晚期，因此当 HCM 孕妇处于妊娠后期或出现新发症状时，可以进行超声心动图检查。

（10）胎儿超声心动图可用于一些特定家庭的 HCM 的产前诊断，特别是当父母或其他家庭成员有儿科疾病发作史或疾病症状严重时。

（11）根据一些未发表的动物研究结果，孕妇服用肌球蛋白抑制剂可能导致胚胎毒性[16]。

参考文献

[1] Otto CM, Nishimura RA, Bonow RO, et al. 2020 ACC/AHA guideline for the management of patients with valvular heart disease: a report of the American College of Cardiology/American Heart Association Joint Committee on Clinical Practice Guidelines. J Am Coll Cardiol. 2021(77):e25-e197.

[2] Xu Z, Fan J, Luo X, et al. Anticoagulation regimens during pregnancy in patients with mechanical heart valves: a systematic review and meta-analysis. Can J Cardiol. 2016(32):1248.e1-1248.e9.

[3] Regitz-Zagrosek V, Roos-Hesselink JW, Bauersachs J, et al. 2018 ESC guidelines for the

management of cardiovascular diseases during pregnancy. Eur Heart J. 2018(39):3165–3241.

[4] Pieper PG, Walker F. Pregnancy in women with hypertrophic cardiomyopathy. Neth Heart J. 2013(21):14–18.

[5] Easter SR, Rouse CE, Duarte V, et al. Planned vaginal delivery and cardiovascular morbidity in pregnant women with heart disease. Am J Obstet Gynecol. 2020(222):77.e1–77.e11.

[6] Arbelo E, Protonotarios A, Gimeno JR, et al. 2023 ESC guidelines for the management of cardiomyopathies. Eur Heart J. 2023(44):3503–3626.

[7] Goland S, van Hagen IM, Elbaz–Greener G, et al. Pregnancy in women with hypertrophic cardiomyopathy: data from the European Society of Cardiology initiated Registry of Pregnancy and Cardiac disease (ROPAC). Eur Heart J. 2017(38):2683–2690.

[8] Thaman R, Varnava A, Hamid MS, et al. Pregnancy related complications in women with hypertrophic cardiomyopathy. Heart. 2003(89):752–756.

[9] Billebeau G, Etienne M, Cheikh–Khelifa R, et al. Pregnancy in women with a cardiomyopathy: outcomes and predictors from a retrospective cohort. Arch Cardiovasc Dis. 2018(111):199–209.

[10] Autore C, Conte MR, Piccininno M, et al. Risk associated with pregnancy in hypertrophic cardiomyopathy. J Am Coll Cardiol. 2002(40):1864–1869.

[11] Hindricks G, Potpara T, Dagres N, et al. 2020 ESC guidelines for the diagnosis and management of atrial fibrillation developed in collaboration with the European Association for Cardio–Thoracic Surgery (EACTS). Eur Heart J. 2021(42):373–498.

[12] Guttmann OP, Rahman MS, O’Mahony C, et al. Atrial fibrillation and thromboembolism in patients with hypertrophic cardiomyopathy: systematic review. Heart. 2014(100):465–472.

[13] Guttmann OP, Pavlou M, O’Mahony C, et al. Prediction of thrombo–embolic risk in patients with hypertrophic cardiomyopathy (HCM Risk–CVA). Eur J Heart Fail. 2015(17):837–845.

[14] Maron BJ, Olivotto I, Bellone P, et al. Clinical profile of stroke in 900 patients with hypertrophic cardiomyopathy. J Am Coll Cardiol. 2002(39):301–307.

[15] Areia AL, Mota–Pinto A. Experience with direct oral anticoagulants in pregnancy—a systematic review. J Perinat Med. 2022(50):457–461.

[16] CAMZYOS [package insert]. Bristol–Myers Squibb Company, 2022. https://packageinserts.bms.com/pi/pi_camzyos.pdf. Accessed September 142022.

4 共病患者

4.1 对 HCM 共病患者的建议

（1）对于 HCM 患者，要遵循相关一级预防指南，以降低心血管事件的风险[1]。

建议分类：1 类；证据水平：C 级 - 专家共识

（2）对 HCM 合并超重或者肥胖的患者，应对其进行综合生活方式干预以帮助其减重，从而降低其左心室流出道梗阻、心衰，房颤事件的发生风险[1]。另外，HCM 患者应遵循动脉粥样硬化性心血管疾病预防指南，以降低心血管事件的风险[2-4]。

建议分类：1 类；证据水平：B 级 - 非随机证据

（3）对于 HCM 合并高血压的患者，改变生活方式和优化高血压的药物治疗非常重要[1]，而梗阻性 HCM 患者更倾向于使用 β 受体阻滞剂和非二氢吡啶钙通道阻滞剂。

建议分类：1 类；证据水平：C 级 - 证据有限

（4）应评估 HCM 患者是否有睡眠呼吸障碍的症状，如果存在，则需转诊给睡眠医学专家进行评估和治疗[5-8]。

建议分类：1 类；证据水平：C 级 - 证据有限

4.2 建议的核心

HCM 患者常见的并发症包括高血压、肥胖和睡眠呼吸障碍，可能导致症状加重、左心室流出道梗阻、心衰和房颤风险增加。对 HCM 患者进行适当的咨询和管理是治疗的关键组成部分。

4.3 建议的循证学证据

（1）HCM 患者常会受到其他健康状况影响，包括高血压、糖尿病、高脂血症和肥胖症，还可能存在不健康的生活方式，包括缺乏运动和吸烟，这些因素都可能危及患者整体的心血管健康。除了治疗 HCM，对有症状和无症状的患者都需要实施有效的心血管疾病一级预防策略[1]。

（2）肥胖在成年 HCM 患者中非常常见，其中超过 70% 的患者体重指数 > 25 kg/m², 超过 30% 的患者体重指数 > 30 kg/m² [2-4]。肥胖在儿童 HCM 患者中也很常见，近 30% 的患儿根据年龄和性别匹配的体重指数在第 99 百分位 [9]。肥胖患者的左心室肥厚负荷增加 [2,3,9], 症状更重，更有可能发生左心室流出道梗阻，运动能力降低 [2-4]。一项大型前瞻性多中心 HCM 患者注册研究显示，肥胖与死亡、心衰、房颤、室性心律失常和卒中的复合终点独立相关，危险比为 1.4 ~ 1.9[4]。尽管肥胖患者携带肌节基因变异的可能性较小，无论是否携带变异基因，肥胖都会增加风险。肥胖还会增加基因型阴性患者患 HCM 的易感性 [10]。因此，对患有肥胖症的患者进行减肥干预，既能进行心血管疾病一级预防，还有可能减少症状和不良后果。

（3）成年 HCM 患者中普遍并存高血压，患病率为 35% ~ 50%, 对肌节变异阴性患者的影响则不成比例 [11,12]。直观地说，血压升高造成的左心室压力超负荷可能触发或加重左心室肥厚。高血压与基因变异携带者的外显率增加有关 [13], 而舒张期高血压基因型阴性个体的 HCM 患病风险则高 4 倍 [10]。目标血压应符合一级预防指南 [1]。在有症状的梗阻性 HCM 患者中，β 受体阻滞剂或非二氢吡啶钙通道阻滞剂通常是一线治疗手段。小剂量利尿剂也可用作降压药。虽然一些有梗阻的患者可能会接受血管扩张剂治疗，但这些药物会加重左心室流出道梗阻症状。对于因致病或可能致病的心肌肌节基因变异导致非梗阻性 HCM 并伴有高血压的年轻患者，缬沙坦可能是一个很好的选择，因为它可以减缓疾病恶化速度 [14]。

（4）HCM 患者中睡眠呼吸障碍非常普遍，发生率为 55% ~ 70%。合并阻塞性睡眠呼吸暂停的患者年龄更大，合并高血压的患者数量更多、症状更重、运动能力更低 [5,7]。阻塞性睡眠呼吸暂停也会增加房颤和非持续性室性心动过速的发病率 [6,8]。阻塞性睡眠呼吸暂停的诊断和治疗可以减轻 HCM 患者的症状和减少心律失常发作，但学界尚未进行系统研究。

参考文献

[1] Arnett DK, Blumenthal RS, Albert MA, et al. 2019 ACC/AHA guideline on the primary prevention of cardiovascular disease: a report of the American College of Cardiology/ American Heart Association Task Force on Clinical Practice Guidelines. J Am Coll Cardiol. 2019(74):e177−e232.

[2] Canepa M, Sorensen LL, Pozios I, et al. Comparison of clinical presentation, left ventricular morphology, hemodynamics, and exercise tolerance in obese versus nonobese patients with hypertrophic cardiomyopathy. Am J Cardiol. 2013(112):1182−1189.

[3] Olivotto I, Maron BJ, Tomberli B, et al. Obesity and its association to phenotype and clinical course in hypertrophic cardiomyopathy. J Am Coll Cardiol. 2013(62):449−457.

[4] Fumagalli C, Maurizi N, Day SM, et al. Association of obesity with adverse long−term outcomes in hypertrophic cardiomyopathy. JAMA Cardiol. 2020(5):65−72.

[5] Eleid MF, Konecny T, Orban M, et al. High prevalence of abnormal nocturnal oximetry in patients with hypertrophic cardiomyopathy. J Am Coll Cardiol. 2009(54):1805−1809.

[6] Konecny T, Brady PA, Orban M, et al. Interactions between sleep disordered breathing and atrial fibrillation in patients with hypertrophic cardiomyopathy. Am J Cardiol. 2010(105):1597−1602.

[7] Konecny T, Geske JB, Ludka O, et al. Decreased exercise capacity and sleep−disordered breathing in patients with hypertrophic cardiomyopathy. Chest. 2015(147):1574−1581.

[8] Wang S, Cui H, Song C, et al. Obstructive sleep apnea is associated with nonsustained ventricular tachycardia in patients with hypertrophic obstructive cardiomyopathy. Heart Rhythm. 2019(16):694−701.

[9] Balaji S, DiLorenzo MP, Fish FA, et al. Impact of obesity on left ventricular thickness in children with hypertrophic cardiomyopathy. Pediatr Cardiol. 2019(40):1253−1257.

[10] Harper AR, Goel A, Grace C, et al. Common genetic variants and modifiable risk factors underpin hypertrophic cardiomyopathy susceptibility and expressivity. Nat Genet. 2021(53):135−142.

[11] Ho CY, Day SM, Ashley EA, et al. Genotype and lifetime burden of disease in hypertrophic cardiomyopathy: insights from the Sarcomeric Human Cardiomyopathy Registry (SHaRe). Circulation. 2018(138):1387−1398.

[12] Gruner C, Ivanov J, Care M, et al. Toronto hypertrophic cardiomyopathy genotype score for prediction of a positive genotype in hypertrophic cardiomyopathy. Circ Cardiovasc Genet. 2013(6):19−26.

[13] Claes GR, van Tienen FH, Lindsey P, et al. Hypertrophic remodelling in cardiac regulatory myosin light chain (MYL2) founder mutation carriers. Eur Heart J. 2016(37):1815−1822.

[14] Ho CY, Day SM, Axelsson A, et al. Valsartan in early−stage hypertrophic cardiomyopathy: a randomized phase 2 trial. Nat Med. 2021(27):1818−1824.

第 9 章

亟待解决的问题

1 完善对 HCM 的诊断

HCM 的诊断目前还只是基于左心室壁厚度的二元临界值。然而，由于测量缺乏精确性以及在性别、体型和并发症方面存在可变性，依赖这种单一的二分法将导致对某些群体的过度诊断和对其他群体的诊断不足[1]。此外，HCM 的表型超出了左心室肥厚的范围定义。在可能的情况下，向更基于分子机制或信号通路发展的诊断方法发展将提高诊断准确性，改善患者分层，并促进靶向治疗的实施。

参考文献

[1] Captur G, Manisty CH, Raman B, et al. Maximal wall thickness measurement in hypertrophic cardiomyopathy: biomarker variability and its impact on clinical care. J Am Coll Cardiol Img. 2021(14):2123−2134.

2　开发延缓或预防疾病进展的疗法

无论是使用现有药物（如缬沙坦）[1]，还是新兴药物（如心肌肌球蛋白抑制剂）[2]，开发能够阻止疾病进展且具有安全性、有效性的药物疗法是一个主要的治疗目标。如果确定了特定的遗传病因，基于基因的疗法就有可能通过单一干预对疾病产生持久影响，并且已经开始在人体中进行测试。然而，要建立疾病缓解和预防疗法，需要对疾病发病机制有更深入、更细致的了解，包括确定疾病发展的预测因素、不良结果的预测因素以及准确跟踪疾病进展和治疗反应的中间表型。

参考文献

[1] Ho CY, Day SM, Axelsson A, et al. Valsartan in early-stage hypertrophic cardiomyopathy: a randomized phase 2 trial. Nat Med. 2021(27):1818-1824.

[2] Green EM, Wakimoto H, Anderson RL, et al. A small-molecule inhibitor of sarcomere contractility suppresses hypertrophic cardiomyopathy in mice. Science. 2016(351):617-621.

3 提高非梗阻性 HCM 的治疗水平

目前，对有症状的非梗阻性 HCM 患者进行治疗仍然是一个重要的临床挑战。与梗阻性 HCM 相比，梗阻性生理可以通过药物和手术方法有效地进行靶向治疗[1-5]，而确定非梗阻性 HCM 的病理生理学仍然有些难以捉摸。舒张异常（包括限制性生理和心肌能量学）固然重要，但目前没有得到很好的解决。目前有临床试验展开研究心肌肌球蛋白抑制剂在非梗阻性 HCM 中的作用[4]。由于钠 - 葡萄糖协同转运蛋白 - 2 抑制剂和盐皮质激素受体拮抗剂治疗可为射血分数保留的心衰患者带来临床获益，研究非梗阻性 HCM 患者是否也能从中获益将非常重要。有必要开展评估干预生活方式以减轻患者症状负担的临床试验。鉴于心肺康复对其他心脏疾病的益处，将 HCM 列入报销诊断清单将使这些益处惠及非梗阻性 HCM 患者。

参考文献

[1] Heitner SB, Jacoby D, Lester SJ, et al. Mavacamten treatment for obstructive hypertrophic cardiomyopathy: a clinical trial. Ann Intern Med. 2019(170):741−748.

[2] Ho CY, Olivotto I, Jacoby D, et al. Study design and rationale of EXPLORER−HCM: evaluation of mavacamten in adults with symptomatic obstructive hypertrophic cardiomyopathy. Circ Heart Fail. 2020(13):e006853.

[3] Desai MY, Owens A, Geske JB, et al. Dose−blinded myosin inhibition in patients with obstructive hypertrophic cardiomyopathy referred for septal reduction therapy: outcomes through 32 weeks. Circulation. 2023(147):850−863.

[4] Ho CY, Mealiffe ME, Bach RG, et al. Evaluation of mavacamten in symptomatic patients with nonobstructive hypertrophic cardiomyopathy. J Am Coll Cardiol. 2020(75):2649−2660.

[5] Maron MS, Masri A, Choudhury L, et al. Phase 2 study of aficamten in patients with obstructive hypertrophic cardiomyopathy. J Am Coll Cardiol. 2023(81):34−45.

4 风险分层

一方面，尽管几项大型前瞻性研究[1-3]评估了心脏性猝死的风险预测因素，但风险分层的阳性预测值仍较低，以至出现了许多不必要的 ICD 植入事件。另一方面，心脏骤停或心脏性猝死可发生在没有明确风险因素的患者中，但是这种情况很少见。对于 HCM 患者，尤其对于儿童患者群体，需要新的风险预测因素和工具以增强风险分层的能力。

同样，预测哪些 HCM 患者预后不良（如心衰和房颤）的能力也很有限。人工智能被证明在筛查、风险分层和 / 或疾病进展监测中是有用的。心脏磁共振钆晚期增强或异常三维应变的存在、模式或进展[4-6]，单独或与其他生物标志物（如肌钙蛋白水平）一起，可能成为有用的预测指标，但必须与现有工具一致，并在临床采用前显示相对于其他风险指标的价值。这些问题将受益于大规模、前瞻性注册研究的持续收集和增长，而这些注册研究追踪基因型和表型良好的 HCM 患者的临床结果。目前，尤其需要包括大量儿童和代表性不足的种族和民族 HCM 患者在内的研究。

参考文献

[1] Maron MS, Rowin EJ, Wessler BS, et al. Enhanced American College of Cardiology/American Heart Association strategy for prevention of sudden cardiac death in high-risk patients with hypertrophic cardiomyopathy. JAMA Cardiol. 2019(4):644-657.

[2] O'Mahony C, Tome-Esteban M, Lambiase PD, et al. A validation study of the 2003 American College of Cardiology/European Society of Cardiology and 2011 American College of Cardiology Foundation/American Heart Association risk stratification and treatment algorithms for sudden cardiac death in patients with hypertrophic cardiomyopathy. Heart. 2013(99):534-541.

[3] Maron BJ, Spirito P, Shen WK, et al. Implantable cardioverter-defibrillators and prevention of sudden cardiac death in hypertrophic cardiomyopathy. JAMA. 2007(298):405-412.

[4] Habib M, Adler A, Fardfini K, et al. Progression of myocardial fibrosis in hypertrophic cardiomyopathy: a cardiac magnetic resonance study. J Am Coll Cardiol Img. 2021(14):947-958.

[5] Heydari BSA, Jerosch-Herold M, et al. 3-Dimensional strain analysis of hypertrophic

cardiomyopathy: insights from the NHLBI international HCM registry. J Am Coll Cardiol Img. 2023(16):478−491.

[6] Fahmy ASRE, Jaafar N, et al. Radiomics of late gadolinium enhancement reveals prognostic value of myocardial scar heterogeneity in hypertrophic cardiomyopathy. J Am Coll Cardiol Img. 2023. S1936−1878X(1923)00222−X.

5　心律失常的处理

　　房颤会影响大部分成人 HCM 患者，这些患者通常耐受性差，即使接受药物和导管干预，其症状和表现也可能比非 HCM 的患者更顽固[1-5]。需要开展进一步的工作，以确定发生房颤的更可靠的预测因素，完善风险评分，并更好地对血栓栓塞并发症进行分层[6]。房颤消融治疗的技术进步可能会提高 HCM 患者的治愈率[7]。

参 考 文 献

[1] Moore JC, Trager L, Anzia LE, et al. Dofetilide for suppression of atrial fibrillation in hypertrophic cardiomyopathy: a case series and literature review. Pacing Clin Electrophysiol. 2018(41):396−401.

[2] Robinson K, Frenneaux MP, Stockins B, et al. Atrial fibrillation in hypertrophic cardiomyopathy: a longitudinal study. J Am Coll Cardiol. 1990(15):1279−1285.

[3] Miller CAS MM, Estes NAM, et al. Safety, side effects and relative efficacy of medications for rhythm control of atrial fibrillation in hypertrophic cardiomyopathy. Am J Cardiol. 2019(123):1859−1862.

[4] Providencia R, Elliott P, Patel K, et al. Catheter ablation for atrial fibrillation in hypertrophic cardiomyopathy: a systematic review and meta−analysis. Heart. 2016(102):1533−1543.

[5] Zhao DS, Shen Y, Zhang Q, et al. Outcomes of catheter ablation of atrial fibrillation in patients with hypertrophic cardiomyopathy: a systematic review and meta−analysis. Europace. 2016(18):508−520.

[6] Kramer CM, DiMarco JP, Kolm P, et al. Predictors of major atrial fibrillation endpoints in the National Heart, Lung, and Blood Institute HCMR. J Am Coll Cardiol EP. 2021(7):1376−1386.

[7] Reddy VY, Neuzil P, Koruth JS, et al. Pulsed field ablation for pulmonary vein isolation in atrial fibrillation. J Am Coll Cardiol. 2019(74):315−326.

6 深化对 HCM 基因结构的理解

除了经验丰富的研究中心，基因检测服务并未广泛开展。所有 HCM 患者都需要获得更多的基因咨询和检测服务，包括专家对临床结果的评估，以促进个体化治疗、改善家庭护理和提高知识基础。对目前归类为变异基因且意义不明确的 HCM 患者基因的解读算法也在不断改进，包括美国国立卫生研究院（https://clinicalgenome.org/）下属的临床基因组资源（ClinGen）正在进行的变异基因整理工作[1]。

大约 50% 的 HCM 病例没找到明确的致病基因，还需要新的基因位点以识别其他的致病基因，并认识到许多这些病例可能是由多基因变异和环境因素共同影响造成的[2,3]。此外，更好地了解 HCM 背后的复杂遗传学和制定多基因风险评分机制将进一步促进患者风险分层和其家庭的处理，包括完善纵向筛查，使其在可预测遗传病风险较低的情况下更加明确。随着该领域朝着更精确和疗法个性化的方向发展，包括基因特异性疗法，研究基因型和表型与临床结果之间的相关性仍然是一项重要的工作。

参考文献

[1] Kelly MA, Caleshu C, Morales A, et al. Adaptation and validation of the ACMG/AMP variant classification framework for MYH7−associated inherited cardiomyopathies: recommendations by ClinGen's Inherited Cardiomyopathy Expert Panel. Genet Med. 2018(20):351−359.

[2] Harper AR, Goel A, Grace C, et al. Common genetic variants and modifiable risk factors underpin hypertrophic cardiomyopathy susceptibility and expressivity. Nat Genet. 2021(53):135−142.

[3] Tadros R, Francis C, Xu X, et al. Shared genetic pathways contribute to risk of hypertrophic and dilated cardiomyopathies with opposite directions of effect. Nat Genet. 2021(53):128−134.